Collection

Afin de vous informer de toutes ses publications, **marabout** édite des catalogues où sont annoncés, régulièrement, les nombreux ouvrages qui vous intéressent. Vous pouvez les obtenir gracieusement auprès de votre libraire habituel.

Margaret Darst Corbett

Yoga
des yeux

marabout

Cet ouvrage a paru précédemment dans la collection marabout service (MS 373).

Cet ouvrage, inspiré
des travaux du Docteur Bates,
est une adaptation de l'œuvre
de Margaret Darst CORBETT
« *Help Yourself to better Sight* »
par le Docteur René-Etienne LONGUE

© 1962 by Prentice Hall, Inc. and Jean Chapelle

Toute reproduction d'un extrait quelconque de ce livre par quelque procédé que ce soit, et notamment par photocopie ou microfilm est interdite sans autorisation écrite de l'éditeur.

Sommaire

Préface du Dr E. Duchêne		7
Introduction		11
I	Les principes de la méthode Bates	15
II	Structure et fonctions de l'œil	25
III	La décontraction générale organique	45
IV	La décontraction générale mentale	63
V	Le centrage et l'éclairement dans la vision	81
VI	La vision et l'évaluation des distances	91
VII	Les troubles de la vision rapprochée	109
VIII	La conquête de l'endurance visuelle	133
IX	Les troubles et l'amélioration de la sensibilité rétinienne	145
X	Quelques bonnes habitudes à prendre en période de rééducation de la vue	155
XI	L'éducation familiale de la vue des bébés et des jeunes enfants	167
XII	L'indifférence aux couleurs	185
XIII	La décontraction et la surdité	197
XIV	L'art de voir les choses en face	209
Conclusions		229
Récapitulation des exercices contenus dans l'ouvrage		233
Table des matières		247

Préface

Les pages qui suivent ont une double importance.

D'abord, elles exposent une méthode de régénération de la vue, méthode déjà éprouvée avec des résultats indéniables, par les patients eux-mêmes.

Ensuite, s'il était encore besoin d'une preuve de l'efficacité des Yogas, ce livre l'apporte, avec une simplicité d'exercices encore plus grande que pour les régénérations musculaires et respiratoires du Hatha-Yoga.

Ici, il n'est même plus nécessaire de disposer d'une certaine solitude silencieuse pour « repenser » et entraîner son organisme. Ce Yoga des Yeux se pratique n'importe où et, presque, n'importe quand. Bien compris et fermement désiré, il devient une sorte d'instinct de conservation de la vision individuelle.

Cela est dû à une caractéristique importante du mental humain : nous « pensons », tous, beaucoup plus en images qu'en mots, en sons ou en sensations tactiles, olfactives et gustatives. Le désir de netteté et de signification des images est universel. Notre gêne, puis, notre angoisse commencent lorsque nous les estimons incomplètes ou ambiguës.

Lorsque, par une suite de menues expériences, banalement quotidiennes, nous sentons que les objets se précisent, à des distances où ils étaient primitivement flous et équivoques, une confiance spéciale renaît en nous. Les gens à vues mauvaises, tributaires de leurs lunettes, éprouvent parfaitement cette sensation, lorsqu'ils retrouvent leurs verres après les avoir provisoirement égarés.

Le Yoga des Yeux, en l'occurrence est moins rapide, moins spectaculaire qu'une visite chez l'opticien, mais il est beaucoup plus profond et plus naturel dans son action. Ses effets bienfaisants, aussi, atteignent des plans de la personnalité, de l'humeur et de la sensibilité assez imprévus.

Une « bonne » vision lentement reconquise, s'affranchissant, par étapes, des verres correcteurs, prend toujours le caractère d'une victoire personnelle, contre l'âge ou la malchance congénitale. A celui qui la remporte, elle communique l'exaltante sensation de pouvoir dominer un hasard défavorable ou un fatalisme de vieillissement auquel nous nous soumettons trop gratuitement.

Considéré sous cet angle, le Yoga des Yeux est le premier et le plus large degré d'une médecine psychosomatique, dont l'urgent besoin est devenu une constatation universelle, devant certains abus du progrès technique. On peut dire qu'avant de rapprendre à ressentir, il nous faut rapprendre à voir sainement.

En adaptant ces travaux de Bates et de M.D. Corbett pour le lecteur européen, le Docteur René-Etienne Longue y a très opportunément joint un ensemble de conseils et d'exercices fructueux, spécialement destinés aux enfants. Chez lui, le praticien de médecine générale voisine avec le pédiatre de ses premiers travaux. Ses conceptions sur la dégradation de la vision chez l'enfant, ainsi que sur la prophylaxie qui s'impose aujourd'hui même avant l'âge scolaire, peuvent avoir des conséquences extrêmement bienfaisantes, si les parents et les pédagogues veulent bien les examiner impartialement.

Mais, s'adressant à l'enfant, à l'adolescent ou à l'adulte, les exercices de cette méthode demeurent également simples, rapides et, le plus souvent, amusants. Il ne peut en être autrement, parce que leur succès provient, avant tout, de la décontraction consciente et inconsciente qu'ils provoquent. Partant des yeux, qui reçoivent des images de netteté croissante, passant par les centres cérébraux qui interprètent les « messages » d'influx nerveux expédiés par les rétines, cette décontraction s'étend au reste du réseau neuro-végétatif et se fond dans une sensation générale de bien-être.

Sitôt acquis en repos, le pouvoir de décontraction visuelle s'étend insensiblement aux périodes de travail. Il permet de poursuivre toutes les tâches de la vie courante à bien moindre fatigue. De ce fait, il augmente l'énergie restante, à consacrer aux périodes de loisirs, et peut, le plus souvent, ensoleiller l'existence, au propre comme au figuré.

Et cela, en soi, demeure l'objectif unique de tous les Yogas...

Docteur Edmond DUCHENE.

Introduction

Dans la préface de son livre, « *Aidez-vous à mieux voir* », Margaret Darst Corbett a précisé l'origine et les éléments d'une méthode de rééducation et d'entretien de la vue, due au Dr William H. Bates, célèbre ophtalmologiste des Etats-Unis. Nous en retiendrons les points suivants, pour placer ces travaux dans leur climat propre.

Le Dr Bates a fait ses études à l'Université Cornell et à l'Ecole de Médecine et de Chirurgie de la Cité de New-York. Il a exercé successivement à l'Hôpital oto-ophtalmologique de Manhattan, à l'Hôpital Bellevue, à la Clinique Ophtalmologique de New-York, au Dispensaire du Nord-Ouest et à l'Hôpital de Harlem. Il a même été chargé de cours à l'école de Perfectionnement Médical de New-York, et sur quarante années de recherches, il en a passé cinq à la célèbre Columbia University.

Très tôt, le Dr Bates pense que l'usage de verres correcteurs n'est pas le traitement le plus logique des troubles de l'accommodation visuelle. Il prescrit des lunettes, mais demande à ses malades de les utiliser le moins possible. Il suggère de lutter, parallèlement, contre l'indolence amenée par l'emploi constant des verres, et dégage les principes d'un entraînement systématique des vues défectueuses.

Comme cela se produit souvent, la nouveauté de ses conceptions rencontre une certaine réticence chez ses confrères. Son autorité et sa compétence de clinicien ne suffisent pas à faire admettre, de son vivant, l'efficacité de sa méthode, au-delà d'un cercle d'adeptes et d'élèves qui vont l'étendre et la perfectionner, plus tard.

Depuis le premier ouvrage de Bates, «Une meilleure vue sans lunettes», en 1918, jusqu'aux récents livres de Margaret D. Corbett, dirigeant elle-même l'Ecole d'Education de la Vue de Los-Angeles, le chemin parcouru est considérable. Sa méthode est maintenant suivie dans des pays aussi divers que le Mexique, l'Amérique du Sud, l'Inde, la Yougoslavie, la Russie, la Nouvelle-Zélande et les Iles Hawaï.

Une garantie significative lui a été donnée par le romancier Aldous Huxley, traité et guéri par cette méthode, dans son ouvrage «L'Art de Voir», duquel il faut détacher les lignes suivantes :

«Les yeux nous fournissent les messages reçus par le sens récepteur visuel : ce sont des matériaux à l'état brut. Le mental s'empare de ces matériaux et les élabore jusqu'au degré du produit fini, qui est la vision normale des objets extérieurs.»

Cette conception double de la vue, physiologique ET mentale, est le point de départ de la méthode de Bates. Depuis la seconde guerre mondiale, elle a droit de cité aux Etats-Unis pour la rééducation de la vue des invalides de guerre, entre autres, et ses buts actuels sont de redonner une vision distincte aux malades ne possédant plus qu'une simple sensibilité aux impulsions lumineuses.

Devant ces faits, il a paru utile aux éditeurs de la présente collection de publier une adaptation du dernier ouvrage de Margaret D. Corbett, car l'esprit et la démarche qu'on y trouve sont essentiellement ceux d'un *Yoga* de la Vue, où se retrouvent les éléments désormais classiques des Yogas, à savoir :

- ☐ des *contractions raisonnées* ;
- ☐ une *respiration dirigée* associée ;
- ☐ une technique de *relaxation sensorielle* ;
- ☐ une attitude *mentale* de contrôle des perceptions.

C'est dans ce cadre qu'il nous a semblé profitable d'aller au-delà de la simple traduction d'un livre, pour satisfaire au mieux l'esprit critique subtil et cartésien des lecteurs de langue française.

CHAPITRE PREMIER

Les principes de la méthode Bates

« Une vision claire est le produit d'une sensibilité fine et d'une perception correcte. Toute amélioration de la faculté de perception entraîne une augmentation du degré de sensibilité, ainsi que du produit sensibilité-perception, qui est la VUE. »

(Aldous Huxley, *L'Art de Voir.*)

La vision peut toujours s'améliorer. Le secret ? La relaxation du mental et de l'œil.

Telle est la base de la méthode avec laquelle le Dr Bates et son école ont obtenu et obtiennent des succès certains, dans le traitement des insuffisances visuelles, sur des sujets de tous âges.

Le besoin d'une vision naturelle correcte s'accroît de jour en jour. Dès l'enfance, les méthodes scolaires contemporaines font d'abord appel aux messages visuels, souvent plus qu'aux messages auditifs. L'enfant *récite* beaucoup moins et *dessine* beaucoup plus qu'il y a un siècle.

L'adulte, dans le flot des techniques, doit posséder une vision résistante et sans défaillances. La vie d'un conducteur au volant dépend, de plus en plus souvent, d'un signal lumineux ou de la vitesse estimée d'un autre véhicule. Le postier, le métallurgiste, le chimiste, le conducteur de machines ne peuvent travailler en bonne condition et avec sécurité que s'ils sont *sûrs* de ce qu'ils voient. La redoutable multiplication des accidents du travail, dus à une défaillance visuelle, le démontre chaque jour.

Et, cependant, les causes de fatigue et de dégradation de la vue se multiplient. Les éclairages fluorescents sont saccadés, pas toujours exempts de « fréquences » nocives. Les publicités lumineuses et les phares d'autos heurtent avec violence le délicat réseau de la rétine. Les images reconstituées, cinéma et télévision, la qualité décroissante des textes imprimés soumettent l'œil et l'attention à des efforts considérables.

Inévitablement, les vues « baissent » et l'obligation de porter des verres correcteurs s'étend.

Le fatalisme des théories classiques

Depuis des siècles on admettait que la vue était une faculté individuelle, un fait en soi, impossible à améliorer autrement que par des verres compensateurs de ses défauts. On parlait de *bons* yeux ou de *mauvais* yeux comme l'on aurait parlé de *grande* taille ou de *petite* stature. Sans lunettes, il fallait se résigner à « mal » voir.

Une autre idée admise était que, bons ou mauvais, tous les yeux devaient perdre de leur efficacité avec l'âge. On négligeait les personnes âgées dont l'acuité visuelle ne variait pas jusqu'à leur mort et, plus encore, celles qui retrouvaient une bonne vue à partir du moment où elles cessaient de se battre contre les difficultés courantes, en prenant leur retraite.

On pensait sincèrement qu'il était normal de porter des lunettes pour lire, après quarante ans. Et que beaucoup de personnes devaient se soumettre aux verres à double ou triple foyer. On l'expliquait par la rigidité du cristallin, croissant avec l'âge, qui éloignait inexorablement le point rapproché de vision distincte.

Le Docteur Bates a établi, tout d'abord, que l'œil pouvait s'éduquer et se rééduquer, avec un entraînement judicieux. Il s'est appuyé sur le fait que les yeux non traumatisés et travaillant dans des limites correctes d'éclairage ne se dégradaient pas. Ensuite, il a montré que la *vision* (le produit de la sensibilité et de la perception) était, aussi, justiciable d'une éducation *mentale*.

La raison de cette intime coordination se trouve dans le fait que le nerf optique, directement issu du cerveau, s'épanouit dans l'œil en une foule de terminaisons, liées, une à une, aux éléments de la rétine. Comparée à un film photographique, la rétine « prend » une image. Le nerf optique emporte cette image vers le cerveau, où elle sera « développée ».

Enfin, le Dr. Bates a considéré que la myopie ou l'hypermétropie n'étaient pas forcément liées au défaut de souplesse du cristallin. Après une opération de la cataracte, par exemple (résection du cristallin devenu opaque), il pouvait rééduquer l'œil traité, à voir de loin comme de près. Il découvrit que, dans ces conditions extrêmes, la « mise au point » de l'image sur la rétine se faisait par un certain allongement ou tassement du globe oculaire tout entier : l'*accommodation oculaire*.

Il constata, alors, que les muscles qui commandent cet allongement ou ce tassement ne sont pas des muscles « volontaires ». Ce sont des prolongements des grands muscles, insérés tout autour du globe oculaire, muscles volontaires, cette fois, car ils permettent de lever, de baisser ou de tourner les yeux vers l'objet observé, sans remuer constamment la tête.

Il aurait été séduisant (et commode) d'agir sur les muscles volontaires, par des mouvements appropriés, jusqu'à ce que les muscles « involontaires » participent au mouvement, en modifiant les dimensions du globe oculaire. Le Dr Bates, après des essais négatifs, s'est dirigé dans une autre voie : celle de l'activité conjuguée, oculaire et mentale, dans des conditions de *relaxation* précises. Alors, seulement, le groupe des muscles involontaires reprenait son autonomie et la *vision* correcte s'instaurait.

Les deux sortes de relaxation

La relaxation, qui apparaît comme le principal secret de la vision normale, intervient sous deux formes dans la façon de « regarder ».

1° La décontraction générale, à laquelle vous vous abandonnez lorsque vous vous reposez. Elle vous dépouille de tout effort *volontaire*, tendu vers l'observation des objets qui vous entourent.

2° La décontraction particulière, liée à l'exercice d'un travail professionnel précis et continu. Elle limite l'observation visuelle aux seules « images » concernant ce travail et chasse les autres, qu'elle juge logiquement superflues. Non dispersée, votre vision reste, alors, rapide et précise.

On comprend tout de suite que ces modes de relaxation associent étroitement le mental et les yeux, le centre utilisateur et les instruments de perception. Les relations de cause à effet, entre ce que ressent physiquement l'œil et ce que le cerveau en utilise mentalement, jouent dans les deux sens : de l'œil au mental, comme du mental à l'œil. En voici deux exemples significatifs, classiques en Yoga de la relaxation :

Assis devant une fenêtre, à la campagne, vous laissez errer votre regard sur le paysage. Respirez paisiblement. Au bout de quelques minutes, l'image générale devient nette, apaisante. Votre mental s'y plaît, *au repos*. Vos yeux ont créé la décontraction.

A l'opposé, vous essayez, Monsieur, d'engager une vis d'horlogerie dans un taraudage minuscule (ou vous, Madame, d'enfiler une fine aiguille). A l'exception du point où agit votre geste, tout le cadre devient flou. Votre mental a sélectionné une étroite zone de vision utile et s'est débarrassé des informations visuelles superflues. C'est lui, cette fois, qui crée la déconcentration partielle du reste de vos rétines.

Lorsque ces deux relaxations deviennent des habitudes instinctives et quotidiennes, vos yeux augmentent leur souplesse et leur résistance. Comme pour toutes les autres parties de l'organisme, la décontraction intermittente en accroît la puissance et la santé.

Depuis la rééducation d'un grand nombre de surdités jusqu'au principe d'entraînement des athlètes, on retrouve les effets de la décontraction totale ou partielle. Pour que quelques muscles fournissent leur maximum de puissance, à un instant donné, il est indispensable de les laisser au repos *avant* et *après* la phase active désirée. Le « réchauffement » musculaire, même, n'est efficace que s'il est judicieusement alterné avec des temps de décontraction.

Avec la frénésie artificielle du progrès technique, la double relaxation naturelle des yeux est de plus en plus entravée. Les gens qui ont une vie simple et saine ont rarement les yeux fatigués. Il faut apprendre, très tôt, à l'enfant et à l'adolescent, la manière de s'informer et de retenir les faits et les objets SANS SE CONTRACTER. La compréhension et la mémoire ne sont réellement perméables que lorsque le reste de la personnalité physique et mentale n'est ni inquiété ni comprimé par des informations « parasites ».

Comme l'a établi le Dr Bates, l'âge n'affecte pas la vue si, au cours de la vie, les yeux ne sont ni surmenés ni traumatisés par des éclairages artificiels trop saccadés car une possibilité permanente de décontraction accompagne, alors, leur activité. Analysant la vue exceptionnelle des tribus d'Indiens d'Amérique, un élève de Margaret D. Corbett voyage dans une région désertique avec un vieil Indien. A la jumelle, il repère un daim et demande à son guide s'il voit quelque chose. Sans effort, l'Indien rejette la tête en arrière, accommode sa vue sur le point minuscule et annonce la bête. Un instant plus tard, il décrira, avec la même précision, ce que contient une pincée de sable, posée dans le creux de sa main, à quinze centimètres de ses yeux.

L'originalité de la conception de Bates réside dans cette distinction constante entre la *vision* et les *yeux*. Si la vision (en donnant, à ce mot, le sens de « perception mentale correcte des objets observés »), s'améliore, les défauts de fonctionnement des yeux tendent à disparaître. Leur surmenage, leur crispation et l'emploi trop fréquent des zones faibles de la rétine sont les causes courantes des troubles d'accommodation. Eliminez le surmenage et les crispations, l'accommodation convenable se reconstituera d'elle-même.

La conception courante affirme que c'est la

mauvaise accommodation qui provoque la fatigue oculaire, qu'elle traite ou tente de traiter par des verres correcteurs. Les faits, ici, donnent raison au Dr Bates, puisque cette fatigue réapparaît après un certain temps et qu'il faut régulièrement augmenter la convergence ou la divergence des verres correcteurs, jusqu'à la perte, trop souvent totale, de la sensibilité visuelle dans les dernières années de la vie.

Il faut souligner que Bates, médecin et chirurgien, a donné le départ à une méthode qui est beaucoup moins *médicale* que *mentale*, méthode que l'on peut qualiffier de psycho-somatique, dans le vocabulaire actuel. Ceux qui la diffusent ont été insensiblement amenés à laisser au second plan les aspects physiologiques ou morbides des troubles de la vue, parce que les résultats qu'ils ont obtenus et qu'ils obtiennent, chaque jour, leur prouvent que l'*Art de Voir* suffit à lui seul, le plus souvent, pour redonner aux yeux une activité normale.

Des yeux décontractés bénéficient, aussitôt, d'une circulation sanguine et lymphatique accrue et régularisée : condition nécessaire et, presque toujours, suffisante pour leur faire retrouver la santé, la force et l'équilibre.

Vous pourriez vous demander, par contre, ce que vous pouvez bien faire, par vous-mêmes, pour soulager l'épuisant fardeau de votre mauvaise vue. Examinez avec soin les exercices que vous propose ce livre et choisissez ceux qui vous semblent le mieux convenir à votre propre cas. Prenez bien conscience du fait primordial que, seul, le surmenage est à la base de vos troubles d'accommodation.

Alors, fermement décidé à lutter contre ce surmenage, pratiquez les exercices choisis, chaque jour, consciencieusement, avec autant de régularité que vous prenez vos repas. Vous serez agréablement surpris par la rapidité et l'ampleur des résultats obtenus, non seulement sur vos yeux mais aussi sur votre équilibre nerveux général et votre résistance aux mille tracasseries qu'apporte la vie courante. Tout votre climat mental personnel en sera transformé, vers une sérénité souriante.

Ne vous arrêtez pas sur ces premiers résultats. Continuez vos exercices : la santé de la vue s'entretient, comme celle du reste de l'organisme.

Enfin, vous en arriverez à un stade où votre guérison deviendra irréversible : celui où les « gestes » d'une vision correcte seront passés, en vous, au niveau des habitudes inconscientes, dans la série des *réflexes conditionnés*, pour employer une expression désormais reçue.

CHAPITRE II

Structure et fonctions de l'œil.

> « La Nature n'est pas égoïste. Elle n'a pas déshérité l'espèce humaine. Elle ne s'est pas plus trompée, en élaborant le corps humain, qu'elle n'a permis à l'esprit qui l'anime de créer une civilisation pour laquelle ce corps n'était pas fait. Sa devise semble être, partout : faire face aux urgences et économiser le reste du temps. »
>
> Dr. J.H. Jackson.

L'œil est un de nos organes les plus complexes et les plus délicats, parce qu'il est en liaison directe avec le cerveau. L'embryologie démontre que l'une des toutes premières étapes de la vie du fœtus est marquée par le développement du nerf optique hors de l'ébauche du cerveau. Au fur et à mesure de sa croissance, l'œil reste constamment lié à ce nerf, qui s'épanouit, au fond de sa chambre interne, sous la forme d'une membrane mince et compliquée, la *rétine*.

Tendue sur la paroi du fond de l'œil, cette rétine est la plaque sensible sur laquelle se forme l'image, lorsque l'œil est normal. L'image y attend l'interprétation mentale du cerveau, de la même façon que le cliché photographique attend le développement, sur sa pellicule.

Dans un œil normal, la rétine se compose de dix couches discernables. La neuvième, l'avant-dernière et la plus importante, contient les terminaisons nerveuses, en *cônes* et *bâtonnets*, essentiels pour la fonction de la vue.

Les cônes, que l'on s'accorde à considérer comme les éléments de discrimination des couleurs, sont concentrés autour du milieu de la rétine. Les bâtonnets, que l'on pense surtout actifs lors de la vision nocturne ou en milieux peu éclairés, se trouvent surtout sur les bords de la rétine.

Toujours dans cette couche, à peu de distance du centre, apparaît une petite tache jaune, la *macula lutea* ou centre de la vision. Elle est à peu près uniquement composée de cônes, et c'est sur elle que les images sont les plus nettes. En son milieu existe une toute petite cuvette, la *fovea*, où les cônes se tassent en un faisceau ultra-sensible,

Structure et fonctions de l'œil / 27

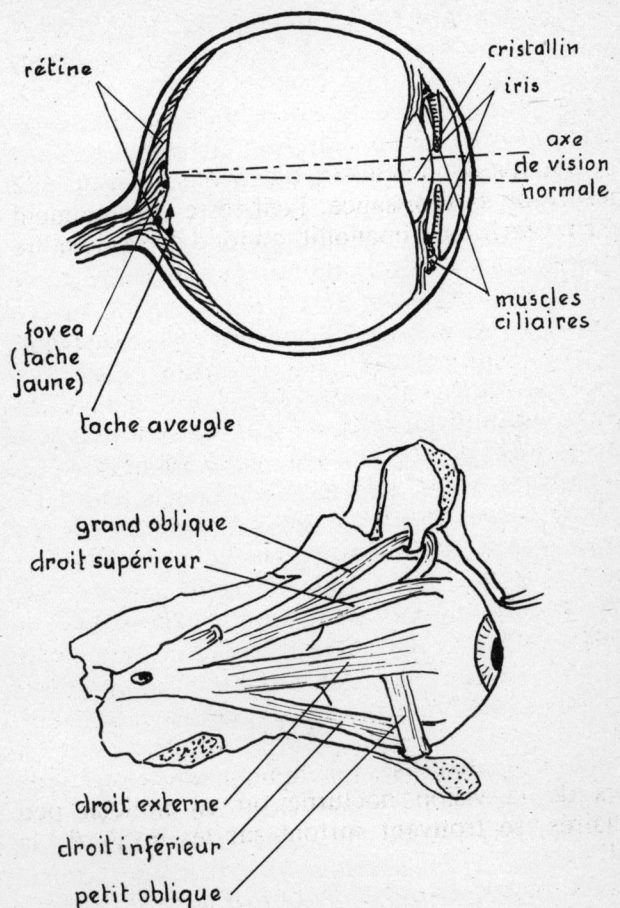

chargé de jauger, à chaque instant, l'*intensité lumineuse ressentie*.

C'est la tache jaune qui offre les images utiles à l'interprétation cérébrale. Le reste de la rétine enregistre moins nettement ce qui lui parvient. Vous pouvez le vérifier par vous-même, en faisant l'expérience suivante.

Placez vos mains ouvertes, au niveau de vos oreilles et à 15 cm de votre tête, paumes en avant, parallèles à vos épaules. Fixez votre regard sur un objet précis, un bouton de porte, par exemple, droit devant vous. Maintenant, remuez les doigts. Si votre regard ne quitte pas l'objet choisi, vous voyez vaguement remuer quelque chose sur les côtés de votre visage. Si vous ne *saviez* pas qu'il s'agit de vos doigts, vous ne pourriez pas le dire, parce que votre vision « périphérique », en bord de rétine, n'est pas assez nette pour vous renseigner.

Maintenant, avancez vos mains, de quinze centimètres. Même si vous fixez toujours le bouton de porte, vous *voyez* des mains et des doigts.

Avancez-les de trente nouveaux centimètres : leur image est entrée dans la tache jaune. Vous pouvez compter vos doigts et distinguer éventuellement votre bague ou votre alliance. Cependant, si votre vue est normale, le bouton de porte reste quand même plus net et plus riche de teintes que vos doigts.

Tout cela prouve l'extrême importance d'une bonne convergence des yeux, celle qui vous permet de recevoir, avec chacun, l'image d'un même objet, sur le même secteur de chacune des rétines, simultanément. Qu'un des deux yeux échappe à cette convergence, et l'image qu'il reçoit devient plus floue, en s'écartant de la tache jaune. La vision *conjuguée*, principal facteur de la sensation de relief, est rompue et l'accommodation en souffre.

La fonction rétinienne

Bien que nous sachions beaucoup de choses sur la rétine, nous en avons encore pas mal à découvrir. Tout comme la gelée que contiennent les cellules, le *protoplasme,* une rétine morte se transforme profondément avant que les chercheurs aient pu l'examiner. Naturellement, elle ne révèle rien des étapes de son emploi : comment elle expédie l'image reçue vers le cerveau ou comment cette image devient « vision consciente », en fonction du souvenir des images précédentes. L'œil *physique* n'est qu'un appareil photographique, une caméra, qui ouvre la vue. La vue, par contre, reste avant tout un phénomène mental.

Par exemple, comme dans une caméra, l'image arrive sur la rétine, la « tête en bas », et cependant, le cerveau la rétablit dans le bon sens.

Les psychologues ont montré que le cerveau était le seul juge du sens de l'image, en faisant porter des verres spéciaux à des témoins bénévoles. Ces lunettes envoyaient à la rétine des images « tête en l'air », qui auraient dû inverser plafonds et planchers pour les témoins. Cependant, ces derniers retrouvaient très vite leur sensation habituelle d'espace, après une très courte période d'adaptation.

Comme cela a été déjà dit, la rétine correspond à la pellicule sensible de votre appareil photographique. Comme cette pellicule, elle est pourvue d'éléments chimiques instables, sensibles à la lumière, qui captent les images fugitives. Dans l'œil, ces éléments chimiques constituent le *pourpre rétinien,* (rhodopsine), se coupant en rétinène et en vitamine A1 sous l'influence de la lumière, pour se reconstituer dans l'obscurité.

Mais, sur la pellicule photographique, les éléments sensibles sont définitivement transformés par la lumière. Sur la rétine normale, il suffit d'une fraction de seconde « obscure » pour que le pourpre, primitivement décomposé par la lumière, reprenne sa forme chimique sensible et qu'il soit prêt à enregistrer une nouvelle image.

Un mystère subsiste, cependant, car il y a peu ou pas de pourpre dans la tache jaune, dépourvue de vaisseaux sanguins et pauvre en bâtonnets, ainsi que dans l'hypersensible *fovea,* uniquement constituée de cônes.

Par contre, on distingue très bien les objets dans la pénombre à l'aide des bâtonnets, très nombreux sur la périphérie de la rétine, même lorsque la tache jaune et la *fovea* n'enregistrent plus rien.

Tous ceux qui circulent fréquemment la nuit apprennent, ainsi, à regarder, dans le noir, plutôt « du coin de l'œil » que de face. Dans ce cas, la sensibilité est reconquise au détriment de la netteté, mais la vision peut se poursuivre.

Le Dr Bates s'est particulièrement intéressé au fonctionnement de la *fovea*. Travaillant avec un ophtalmoscope qui lui permettait d'observer les deux rétines, simultanément, à plus de deux mètres de distance, il a étudié la vue de gens qui utilisaient normalement leurs yeux.

Il y découvrit un fait très important. Tant que leurs yeux restaient décontractés, bien que souplement mobiles, la *fovea* remplissait librement son rôle de « chercheuse de luminosité », courant d'un point à un autre de l'image reçue pour se fixer sur les plans lumineux, comme pour offrir leur voisinage immédiat à l'analyse plus poussée de la tache jaune. Alors, seulement, la vision des sujets étudiés s'avérait correcte.

A l'opposé, si l'attention se crispe, la musculature volontaire de l'œil se contracte. La vivacité de recherche de la *fovea*, puis, de la tache jaune, s'interrompt. Un grand nombre d'images s'inscrivent *en marge*, là où la netteté diminue. Le malaise sensoriel, alors, va s'étendre : l'attention se dispersant sur ces images floues, incomplètes, le véritable centre d'intérêt est négligé. L'observateur continue de *voir*, mais sa crispation augmente, en proportion de la mauvaise qualité des images reçues.

Le plus souvent, il se défend en suspendant l'observation, en détournant son regard ou en fermant les yeux. Un certain *vide* mental voulu, bien connu en Yoga, l'y aide le plus souvent. Après quelques secondes, la tache jaune et la *fovea* reprennent leurs rôles normaux et les images reçues redeviennent nettes et fouillées.

Par contre, si l'observateur est obligé de continuer à voir les objets qui ont crispé ses yeux (par exemple, les phares des véhicules venant en sens inverse, lorsqu'on conduit la nuit), le désordre s'accroît et la vue « baisse ». Très souvent, une migraine apparaît, formant un signal d'alarme encore plus impératif que la simple vue « brouillée ».

Ces dispositifs naturels de sécurité prouvent bien que la rétine est l'élément le plus précieux de l'œil, exigeant autant de soins que de protections. Elle est normalement abritée, derrière deux revêtements protecteurs et une cavité emplie de sérosité transparente, l'*humeur vitrée*.

De même, la paroi de cette cavité, couramment appelée «blanc de l'œil» ou sclérotique, se compose de multiples tuniques superposées. Si l'une est coupée, meurtrie ou brûlée, l'œil reste, cependant, bien protégé par les autres. L'ensemble forme la paroi du globe oculaire. Il s'ouvre vers l'arrière, pour laisser pénétrer le nerf optique, et vers l'avant, où il fait place à une fenêtre transparente, bombée comme un verre de montre, appelée *cornée*, car la plus externe de ses cinq tuniques est effectivement épaisse, solide et élastique.

Sous la sclérotique se trouve une tunique opaque, la *choroïde*, assemblage de feuillets multiples dans lesquels se dispersent les vaisseaux sanguins, artérioles et veinules, chargés d'alimenter et de décrasser la rétine. Entre la *choroïde* et la rétine, une assise plus rigide, évoquant un ongle très mince, leur sert de support et de voie de passage stable pour les vaisseaux qui les relient.

Vers l'avant, la choroïde se transforme en muscles et «corps» ciliaires, puis, en *iris*, cet anneau plat et coloré qui s'amincit ou s'élargit pour laisser pénétrer plus ou moins de lumière en direction de la rétine. L'iris correspond au *diaphragme* d'un appareil photographique. Son ouverture centrale, ronde, est appelée *pupille*.

Comparaison de l'œil et de l'appareil photographique

Juste derrière l'iris, une lentille optique flotte dans une capsule séreuse : c'est le *cristallin*. Cette lentille, formée de couches de tissus transparents, est souple, déformable. C'est elle qui recompose, sur l'écran que forme la rétine, au fond du globe oculaire, l'image observée.

Entre la cornée et l'iris, comme entre l'iris et le cristallin, l'espace libre est rempli d'une sécrétion très fluide, l'*humeur aqueuse*, qui maintient les distances et la mise en place de ces différents éléments. Entre le cristallin et la rétine, l'humeur vitrée, beaucoup plus visqueuse, tient sous pression interne le globe oculaire, dans son ensemble. Comme un ballon gonflé, l'œil est normalement sphérique, au repos, mais peut se déformer, lorsque les différents muscles qui s'y attachent le compriment.

En récapitulant, on voit que la rétine, élément essentiel de l'œil, est successivement protégée par : la cornée — la chambre contenant l'humeur aqueuse — le cristallin — la chambre principale contenant l'humeur vitrée et des tuniques transparentes recouvrant les couches à cônes et bâtonnets.

C'est une véritable citadelle. Ainsi défendue, la rétine devrait conserver sa sensibilité très longtemps, fort avant dans la vieillesse, et ne la voir diminuer que selon la courbe du vieillissement naturel du reste de l'organisme. Mais, avec la civilisation technique, la somme de chocs lumineux artificiels et d'images insolites qu'elle reçoit détériore précocement ses cellules délicates.

Le Dr Philippe Baumgartner, résumant les mesures effectuées avec M. Bernard (*L'homme et son âge*, édit. Julliard, 1959) montre que le minimum moyen de luminosité pour émouvoir la rétine passe de 4,7 millièmes de *lux*, pour l'enfant de dix ans, à 7 millièmes de *lux* pour l'adulte de 25 ans, et 9,5 millièmes de *lux* après la cinquantaine.

De même, après un éblouissement de cinq secondes, il faut 31 secondes à la rétine pour retrouver sa sensibilité habituelle, chez le sujet moyen de 25 ans, et 37 secondes chez le sujet de cinquante ans.

De plus, suivant la profession des sujets, le degré de désensibilisation de la rétine peut varier de *un* à *sept*, en importance, pour des sujets de même âge. Il semble bien que la vie sociale ne protège pratiquement pas ce capital individuel primordial qu'est une « bonne vue ».

Voici comment l'œil se déplace et s'adapte à la direction et à la distance des objets qu'il regarde. Sa mobilité générale est assurée par six muscles allongés. Quatre partent du fond osseux de l'orbite et viennent s'insérer sur la sclérotique : l'un au-dessus, un second en dessous et les deux autres de chaque côté du globe oculaire. Ce sont les muscles *droits*, qui tassent tous l'œil sur le fond de l'orbite.

Les deux derniers, les muscles *obliques*, s'insèrent en dessus et en dessous de la sclérotique et, dans une certaine mesure, attirent le globe oculaire vers l'avant, en se coulant dans une poulie, comme on peut le voir, sur le dessin, pour l'oblique supérieur.

Ces six muscles sont des muscles volontaires, *striés* pour leur majeure partie, mais qui deviennent *lisses*, donc involontaires, pour le segment s'insérant sur la sclérotique. Si nous tournons ou si nous roulons les yeux, seule, la partie striée nous obéit.

Les segments lisses peuvent influer sur la longueur de l'œil, le tasser ou l'allonger suivant l'axe de vision et, ainsi, approcher ou éloigner le cristallin de la rétine. Ils peuvent aussi faire sautiller l'axe de vision pour présenter les détails intéressants de l'image reçue, à la *fovea*, qui sollicite constamment les plus lumineux afin de régler l'ouverture de l'iris. Ces muscles échappent à notre contrôle conscient, tout comme ceux de notre tube digestif, par exemple.

Dans l'énorme majorité des « mauvaises vues », ce sont les segments lisses des muscles oculaires qui se crispent, se désordonnent ou se désolidarisent les uns des autres.

Terminons cette étude rapide, en signalant que la protection du globe oculaire contre les microbes est assurée par la sécrétion des glandes lacrymales, situées sous la paupière supérieure. Les « larmes » lavent constamment la surface de la cornée et de la choroïde avec un sérum contenant un puissant bactéricide, la *lysozyme*. Le lavage de l'œil, par cinq centimètres cubes de larmes, équivaut à l'action désinfectante de quatre cents litres d'eau salée. De fait, on rencontre proportionnellement peu d'infections oculaires, eu égard à la minutieuse complexité de cet organe.

Rappelons également que la circulation sanguine de l'œil est vive et étendue. Le nerf optique possède la sienne propre. C'est pourquoi de courtes phases de relaxation ont des effets si perceptibles, le temps de « reprise » nourricière et d'évacuation des toxines étant très bref.

Voici comment travaille ce vivant appareil photographique.

Les segments volontaires des muscles, attachés à l'extérieur du globe, le font d'abord tourner, pour que l'axe passant par la *fovea* et le centre du cristallin soit dirigé vers l'objet à observer. Ensuite, les segments involontaires étirent ou compriment le globe pour que l'image soit nette, sur le plan de la tache jaune.

Les rayons lumineux ont franchi la cornée, mais une partie seulement, un « faisceau », est admis par la pupille, pour être géométriquement dévié par le cristallin et aller constituer l'image sur la couche des cônes et des bâtonnets. Sur la tache jaune, les cônes éclairés voient leur *pourpre rétinien* se fractionner chimiquement. Si l'œil est normalement décontracté, non surmené, la *fovea* commande, aux segments lisses des muscles, un battement ultra-rapide et presque imperceptible, qui permet à l'œil de fouiller, de séparer et d'identifier tous les détails de l'objet.

Aussitôt reçue, l'image est transmise aux centres visuels du cerveau, sous forme d'autant d'impulsions, distinctes et simultanées, qu'il y a eu de cônes et de bâtonnets éclairés, toutes s'engouffrant dans cette ligne de transmissions multiples qu'est le nerf optique.

Or, deux faits vont marquer cette réception. Le premier, chimique, est que l'élément de réception rétinien, cône ou bâtonnet, ne revient à son état chimique initial, après un « choc » lumineux, unique et bref, qu'au-delà d'un dixième de seconde, en gros. Le second, mental, est que si le cerveau enregistre une suite d'images, à la cadence de plus de dix à la seconde, le « souvenir » de la première attend la seconde (et ainsi de suite...) et l'impression de *continuité* s'établit. Ce processus est utilisé au cinématographe (24 images différentes par seconde) et dans l'éclairage par courant alternatif (50 allumages et extinctions par seconde).

Dans ce dernier cas, la rétine est moins dupe que le mental. Balayez rapidement l'air avec un doigt, éclairé par une lampe alimentée en courant alternatif : en un dixième de seconde, vous *verrez* cinq fois votre doigt, se répétant en un des endroits différents de l'espace. Vous ne verrez pas une traînée, c'est-à-dire, des images enchaînées, mais une gerbe de doigts isolés. La « persistance rétinienne » vous donnera l'impression qu'ils coexistent.

En dehors de pièges de cette sorte, tendus à votre vue, le mental cimente les images entre elles. Tout comme il « entend » quelques centaines de chocs par seconde, sous la forme d'*une* note de musique, il « voit » quelques dizaines d'images par seconde, sous la forme d'*un* tableau en mouvement.

En résumé, si l'œil se comporte bien comme un appareil photographique, lorsqu'il enregistre une image isolée, fixe et brève, la rétine, lorsqu'elle transmet au cerveau une suite d'images variées, devient un véritable appareil de projection cinématographique, en couleurs et en relief.

L'accommodation oculaire

Dans un appareil photographique à large lentille, la « mise au point » se fait en avançant ou en reculant cette lentille, selon la distance de l'objet. De même, les conceptions du Dr Bates s'appuient essentiellement sur la propriété *musculaire* de l'œil de pouvoir se tasser ou s'allonger.

Si ces conceptions, de son vivant, ont reçu un accueil réservé, c'est parce que physiologistes et anatomistes affirmaient, presque tous, que l'accommodation de la vue aux différentes distances se faisait uniquement par le jeu des muscles ciliaires, étirant ou relâchant le cristallin, sur ses bords, de façon à modifier les *courbures* de ses faces. Dans toute lentille, en effet, ces courbures commandent la convergence, donc le pouvoir de donner une image nette d'un objet fixe, à une certaine distance au-delà de la lentille.

L'œil, dans ce cas, n'aurait aucun pouvoir de tassement ou d'allongement. Les myopes auraient un ensemble optique (humeur aqueuse — cristallin — humeur vitrée) trop convergent, et les hypermétropes une convergence trop faible, par insuffisance ou abus d'action des muscles ciliaires, seuls.

Or, de l'avis des spécialistes du vieillissement de la vue (Dr Baumgartner, op. cit.), il n'y a pas encore de méthode pour pallier la diminution de l'élasticité du cristallin. Avec fatalisme, Donders et Duane (Londres) constatent qu'entre dix et soixante ans, l'être humain doit voir tomber son pouvoir accommodatif de seize à une *dioptrie*. Cela signifie que, voyant également nets les objets très éloignés, l'enfant de dix ans peut les rapprocher jusqu'à sept centimètres de son œil, sans qu'ils deviennent flous, l'homme de quarante-cinq ans jusqu'à vingt-cinq centimètres seulement, et l'homme de soixante ans jusqu'à un mètre. En conséquence, les gens âgés sont astreints au port de lunettes pour discerner les petits objets très rapprochés, donc pour lire les journaux et les livres.

Pour Bates, cette résignation n'est pas obligatoire. Même si le cristallin se paralyse, parce qu'il est moins bien alimenté et nettoyé que les autres éléments de l'œil (il est construit en tissu peu irrigué, tissu dit *brachytrophique*) un dispositif naturel de sécurité existe, sous la forme des segments *lisses* des muscles de l'œil. En entretenant leur jeu, à tout âge, à l'aide d'une suite d'exercices adaptés, on se réserve la possibilité de «mettre au point», par allongement ou tassement de l'œil, lorsque les muscles ciliaires ne sont plus assez puissants pour modifier la courbure des cristallins durcis.

Cette hypothèse est extrêmement importante. Il est évident que ce sont les techniques du progrès qui troublent la vue humaine, dès l'enfance. La vie en espaces clos, la fixation du regard sur des objets trop peu distants, la presque totalité du temps, la lecture et le travail scolaire, tout cela déshabitue l'œil de l'accommodation «à l'infini» et le crispe en accommodations rapprochées.

Le port des lunettes triche avec ces conditions, mais ne les supprime pas. De plus, il encourage la paresse des muscles ciliaires et n'entretient pas le dispositif de sécurité (segments lisses des muscles externes) en ordre de marche, car il n'y fait que peu, ou pas, appel. Enlevez les lunettes, et ce dispositif, réveillé en sursaut, va s'affoler.

Par contre, si, dès l'enfance, il est entretenu et développé par une discipline d'exercices appropriés, tandis qu'une certaine hygiène physique et mentale ralentit l'encrassement des tissus et les crispations, il supplée progressivement au durcissement du cristallin, à partir de la quarantaine. La vue, alors, peut rester normale jusqu'à quatre-vingts ans et plus.

La fatigue et les crispations de l'œil

Une vue défaillante modifie profondément l'activité organique générale. Elle peut même, dès le réveil, modifier l'humeur, en communiquant une impression de fatigue anticipée, d'appréhension devant la vie consciente qui recommence.

Tout le monde a éprouvé des «mauvais départs» de cette sorte, un jour ou l'autre. Ils triplent la fatigue propre de la journée qui suit. De même, une mauvaise vue se répercute sur la sensibilité aux tâches quotidiennes et aux faits les plus courants. En reprenant une vision normale, détendue, on simplifie énormément le travail mental imposé.

Les connexions entre la vue et le réseau nerveux végétatif, *pneumogastrique* et *sympathique*, sont nombreuses. Une mauvaise digestion diminue l'acuité visuelle, tout comme une fatigue ou une crispation des yeux, sur des objets mal discernés, peut crisper l'estomac.

Les enfants à qui les trajets prolongés en voiture donnent des nausées, les gens sujets au mal de mer ou au vertige sont essentiellement sensibles à la vue d'un horizon trop mobile ou trop éloigné. Les employés de bureau et les dessinateurs, à qui leur travail donne des migraines, sont surtout victimes d'une accommodation imposée sur des objets trop proches. Qu'ils apprennent à décontracter leur vue, et leurs troubles disparaissent.

Il n'est pas possible de décontracter sa vue sans relaxer simultanément tout le système nerveux.

En cela, la méthode de Bates devient du Hatha-Yoga, car une relaxation générale ramène chaque organe à ses conditions normales de marche, en diminuant proportionnellement la tension artérielle.

Réciproquement, un mauvais état général de l'organisme retentit, presque toujours, sur la vue. Une insuffisance en globules rouges se répercute sur les fonctions de la rétine, mal irriguée, et fait baisser la visibilité en basse lumière. Un défaut de puissance musculaire (atonie) amène aussi une perte de puissance de la musculature oculaire, qu'il s'agisse des muscles ciliaires de l'iris ou des six muscles attachés au globe de l'œil : la souplesse d'accommodation diminue.

Et, cependant, la vue est encore plus sensible aux émotions mentales qu'aux malaises physiques proprement dits, car elle est habituée à *prévoir* des menaces ou des changements de conditions extérieures que les quatre autres sens récepteurs ne décèlent qu'après elle : un ciel qui se couvre, un éclair dans des nuages lointains, un véhicule venant, au loin, à notre rencontre, etc. Le bon sens populaire a noté, depuis longtemps, qu'un choc moral «trouble la vue», que la colère fait «voir rouge», que les lignes «dansent devant les yeux» du lecteur fatigué, que les traits d'un interlocuteur menaçant «se brouillent». Il semble, même, que de nombreuses myopies soient dues à un *refus* inconscient de voir trop de choses en même temps, tout comme certaines presbyties précoces trahissent la volonté inconsciente de ne pas se perdre dans les détails minutieux.

Notons, enfin, que l'œil, en tant qu'organe, est très bien protégé contre les coups venant de l'extérieur, et qu'il possède un grand pouvoir de cicatrisation. Par contre, il est beaucoup moins à l'abri des remous et des chocs intellectuels. Un sujet, ému ou terrorisé, peut être provisoirement incapable de « voir » ce qui est devant lui : les images, reçues par sa rétine, sont floues et son cerveau ne les interprète plus. Que son émotion s'apaise, et il recouvre une vue normale, en quelques secondes.

C'est pourquoi la première discipline à acquérir volontairement est celle de la *décontraction générale physique*.

CHAPITRE III

La décontraction générale organique

Qu'est-ce qu'une *contraction* ?

C'est une congestion, une crispation de cellules musculaires, créée pour effectuer un mouvement. Ce mouvement obtenu, la congestion *devrait* disparaître, aussitôt. Si elle persiste, si elle traîne, il y a fatigue inutile.

Le Dr S. Weir Mitchell va plus loin. Il dit qu'il n'y a qu'une maladie : la *congestion*. Il définit son traitement : le rétablissement de la *circulation* sanguine et lymphatique. On peut le compléter ainsi : la cause du mal est une *hypertension* locale qui s'attarde ; son traitement, c'est la *décontraction*, qui permet à la circulation de reprendre son rythme d'attente.

Il y a deux sortes de décontractions. La première est celle que vous éprouvez lorsque vous vous laissez aller comme une poupée de chiffons, sans essayer de bouger ou de réfléchir à quoi que ce soit. La deuxième, le secret du travail mené à moindre fatigue, c'est le pouvoir de vous maintenir dans le même état de *non-compétition* mentale, nerveuse ou musculaire, PENDANT QUE VOUS EFFECTUEZ CE TRAVAIL.

Dans son livre « L'Art de Voir », Aldous Huxley leur a donné des noms. Il appelle la première : *décontraction passive ;* la seconde : *décontraction active*.

Ces mots sont riches de sens étymologique, car si la *contre-action* dévie ou fausse *l'acte* effectué, la décontraction *active* lui rend son but et sa valeur utiles.

On peut se détendre au lit comme un enfant qui dort. Mais, trop souvent, lorsqu'il faut « repartir », l'ensemble neuro-musculaire, y compris les yeux, se retend et regroupe exagérément sa cohésion :

ce n'est plus un réveil, mais un sursaut. L'art de transposer sa décontraction, de la phase de repos dans la phase de travail, est l'essentiel de la méthode Bates : jeter un pont sur le fossé qui sépare la décontraction passive de la décontraction active.

Ce transfert n'est ni miraculeux, ni exceptionnel. Il suffit d'étudier les prises de vues, « au ralenti », des athlètes, en compétition, pour comprendre que les plus résistants et les plus rapides sont ceux qui le réalisent. Leur jeu musculaire, dans la course à pied, entre autres sports, devient un flottement à la surface du sol, et non une suite de bonds. Aux saccades crispées du saut, ils substituent un déroulement circulaire et continu, frôlant la piste beaucoup plus qu'ils ne la frappent.

Cette cohésion physique et mentale, dans l'effort, n'est possible qu'en activité décontractée. Un travail musculaire efficace est d'autant plus soutenable qu'il est plus *désinvolte*.

L'obtention de la décontraction *active* n'est pas un acte volontaire. Elle se situe même à l'opposé, et elle forme la suite inattendue d'une mise en repos de la conscience volontaire. Cette dernière, en effet, semble toujours « en faire trop » ; la plupart du temps, elle doute du résultat et crispe les muscles moteurs, au lieu de les laisser agir, juste à la mesure de l'action désirée.

En appliquant ces conceptions au domaine précis et délicat de l'œil humain, le docteur Bates a conclu :

« Les gens qui ont une mauvaise vue sont constamment crispés, dans leur réseau nerveux et leurs muscles. S'ils pratiquent, à bon escient, des *balancements,* ils réduisent simultanément leur fatigue, leurs crampes, leurs vertiges et leurs autres symptômes de tension, parce que ces *balancements* les débarrassent, en premier lieu, de l'effort de voir et de scruter. »

Aldous Huxley dit que l'Art de Voir s'appuie, avant tout, sur les procédés permettant d'obtenir les deux sortes de décontraction : décontraction *passive* des organes de la vue pendant les phases de repos ; décontraction *active* pendant les heures de travail, en normalisant l'usage des yeux.

Pour les étudier, il ne faut pas oublier que ces décontractions intéressent deux niveaux différents : celui des nerfs moteurs et des muscles, conscients ou inconscients, qui est *physique* ; celui de la recherche et de l'interprétation des images, qui est *mental*.

Or la grande majorité de nos contemporains présente un excès de « nervosité », rançon inévitable d'une vie trop rapide, trop bruyante, mécaniquement trop secouée et, surtout, trop chargée *d'informations* sensationnelles et contradictoires. Il ne sert à rien de dire à un « nerveux » : « Détendez-vous, voyons ! » S'il essaie d'obéir, il remplace, tout au plus, les anxiétés précédentes par une nouvelle obsession : celle de son impuissance à retrouver le calme.

Il est inutile de tenter une décontraction directement, en s'asseyant ou en s'allongeant. On l'obtient beaucoup plus sûrement, si l'on accepte de passer par une phase intermédiaire, pendant laquelle on fait jouer sa musculature motrice, cou, tronc ou membres, sans hâte et sans-à-coups. Cette phase a pour résultat d'activer et de régulariser la circulation sanguine et lymphatique dans tout l'organisme.

Une suroxygénation se produit alors : celle que le Yoga appelle la prise de *prâna*, de souffle enrichi. Tout se passe comme si les éléments musculaires, trop contractés, les minuscules relais nerveux, « collés » par les toxines et les vaisseaux capillaires engorgés étaient, tous ensemble, massés et nettoyés par une activité générale lente et continue. C'est le principe même des *balancements* de Bates.

Ils réalisent, d'ailleurs, un retour aux habitudes naturelles d'un très grand nombre d'espèces animales, pour lesquelles les mouvements rythmés sont un exercice instinctif. Les chevaux de course dans leurs stalles, les ruminants ou les ours au parc zoologique se balancent ainsi, longtemps et régulièrement. Ce n'est pas de l'impatience, mais la façon la plus simple de prévenir l'ankylose et les crampes.

Dans la jungle, les éléphants sauvages se dandinent, d'une patte sur l'autre, en rythmant ce mouvement avec le balancement de leur trompe, et cela devient une véritable danse.

De l'école à la caserne, l'immobilité imposée, le « garde-à-vous » et les attitudes crispées sont les regrettables produits de la civilisation, générateurs d'hypertensions et de nervosités maladives. On doit donc, d'abord, décontracter l'ensemble de son corps par un balancement voulu. Des grands muscles volontaires, l'effet s'étend aux muscles lisses involontaires et, en particulier, à ceux des yeux. Ces derniers, alors, peuvent retrouver le libre jeu de leur imperceptible et rapide frémissement, condition indispensable d'une vision normale.

C'est dans ce but qu'ont été conçus les exercices

suivants, qui sont les premières étapes d'une bonne décontraction musculaire et mentale. Faites connaissance avec eux, dans le même état d'esprit que si vous suiviez un cours de danse.

Le balancement de l'éléphant

Tenez-vous debout, la tête droite, les bras tombants et les doigts pendant librement, comme oubliés. Tenez vos pieds à plat, parallèles, à 25 centimètres l'un de l'autre.

Vous allez, lentement, faire porter tout votre poids, alternativement, d'une jambe sur l'autre, en tournant le buste d'un quart de tour et en laissant le pied qui ne « porte » plus se lever sur sa pointe. Le pied qui « porte » doit simplement pivoter sur le talon, la jambe d'appui restant droite pendant qu'elle accompagne la rotation du buste. Pendant que vous exécutez ces mouvements, avec souplesse, votre cou et votre tête suivent. Vos épaules laissent vos bras osciller, selon leur inertie propre.

Comptez les phases de ces mouvements, à haute voix et en mesure : 1 au départ, 2 et 3 sur le quart de tour à gauche, 4 et 5 pour revenir de face, 6 et 7 sur le quart de tour à droite, 8 et 9 pour revenir de face, et recommencez. Efforcez-vous d'énoncer les chiffres d'une voix bien timbrée : cela vous amène à respirer sans arrêt et régulièrement, à ébaucher cette extension de souffle, que le Yoga appelle *prânayama* et qui est éminemment décontractante.

La décontraction générale organique / 51

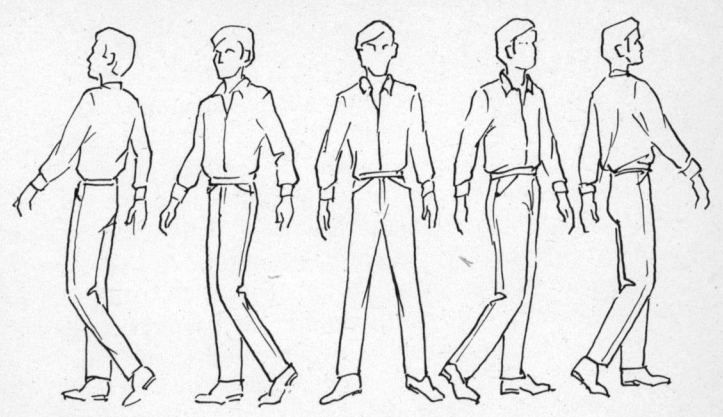

Mentalement, efforcez-vous de ne pas penser à tout cela comme à un exercice, mais comme à une danse. Suivez-la avec plaisir : vous savez déjà, probablement, combien il est apaisant de chantonner, en écoutant un disque de valse lente.

Assurez-vous que votre cou, vos épaules et votre thorax sont totalement passifs. Continuez de compter, à raison d'un nombre toutes les deux secondes environ. Peu à peu, votre respiration s'adapte au mouvement.

Vous aspirez sur 1 et 2, vous expirez sur 3 et 4. Vous aspirez, de nouveau, sur 5 et 6, vous expirez, encore, sur 7 et 8. Sur 9, le cycle recommence. Continuez : 10, 11, 12, 13, etc. Vers 80 (dix balancements complets), votre attention s'amenuise et votre regard ne « note » plus les objets sur lesquels il s'appuie. Vers 120, toutes vos petites contractions ont disparu. Vos vertèbres sont souples, vos organes internes ont repris leurs positions normales.

Vos yeux, surtout, oubliés pour un temps, recommencent à utiliser leur motilité involontaire, ces myriades de petits mouvements instinctifs qui adaptent la vue, sans fatigue. Vous savez qu'ils le font lorsque c'est le panorama de la pièce qui vous semble passer, devant vous, comme un train sur une voie, de droite à gauche et de gauche à droite, défilant devant votre regard immobile.

Mais attention : il ne faut PAS que ce balancement devienne un mouvement de gymnastique. Certaines femmes, constatant qu'il contribue, *aussi*, à diminuer le tour de taille et à effacer le double menton, l'exécutent trop vite et trop mécaniquement. Il n'agit, alors, que sur une partie de la musculature de surface, mais ne décontracte pas les muscles involontaires, les vertèbres, le rythme cardiaque, les voies respiratoires et digestives, la circulation sanguine et, surtout, la vue.

Si vous sentez apparaître un léger vertige, n'essayez plus de *regarder* les objets qui défilent. Lorsque vos yeux et votre attention ne retiennent plus la signification des objets en mouvement apparent, vous échappez au « mal de la route » au mal de mer et aux nausées de l'ascenseur.

Vous ne devez pas commander votre balancement, mais vous y laisser aller, comme si vous valsiez, en suivant un orchestre. Le Dr Bates disait : « Laissez glisser le monde extérieur. »

Une cinquantaine de balancements, chaque matin, suffit pour décontracter complètement tous ceux qui ont un sommeil agité ou intermittent. Une autre cinquantaine de balancements, avant de vous coucher, vous donne un sommeil si équilibré qu'il réconcilie les plus piètres dormeurs avec leur lit.

La décontraction générale organique / 53

Le balancement du marin

Tenez-vous debout, les pieds écartés de trente centimètres. Croisez les mains devant vous et élevez-les presque à hauteur de vos yeux. Portez tout le poids de votre corps sur votre pied droit et approchez votre nez, au plus près, de votre épaule droite. Tournez, alors, votre nez vers votre épaule gauche en portant le poids de votre corps du même côté. Recommencez, sans précipitation.

Après une dizaine de balancements, ce sont vos bras et le fond de la pièce qui vous semblent défiler, devant votre nez. Alors, sans que vous vous en rendiez compte, vos muscles ciliaires et vos segments lisses reprendront leur autonomie de battements normale (70 par seconde).

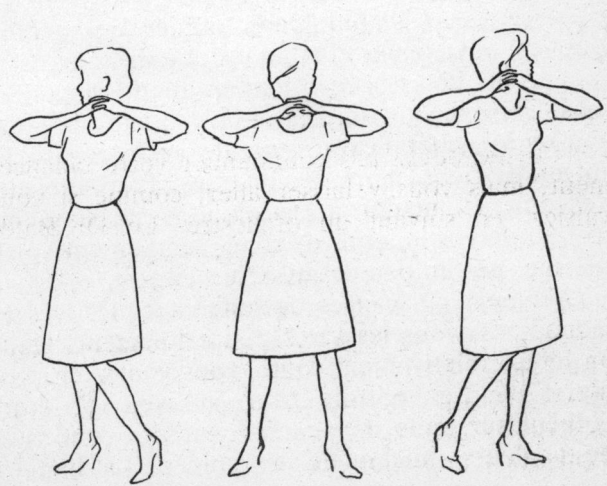

L'ensoleillement

La Bible dit (Ecclésiaste XI, 7) : « La lumière est douce et il est agréable aux yeux de voir le soleil ».

En Afrique Noire, les indigènes qui pêchent à la main dans les torrents ont une vue exceptionnellement bonne, malgré la luminosité intense et les mille reflets du soleil dans les eaux tumultueuses. Leurs proies semblent sauter dans leurs mains. Par contre, les Pygmées, vivant constamment dans le lacis obscur de la forêt, entre les racines, les mousses et les lianes, sont aussi chétifs que leur vue est médiocre. Cela est lié à la présence ou à l'absence d'un ensoleillement moyen.

Le soleil vous gêne-t-il ? Il y a de fortes chances que ce soit parce que vous protégez TROP vos rétines, en été, en portant des verres teintés, en permanence. Si vous les privez de leur entraînement annuel à de fortes luminosités, vos yeux et leurs iris (leurs diaphragmes, diraient les photographes) deviennent apathiques et paresseux.

Vous le faites, généralement, pour deux raisons. Parfois, c'est une certaine timidité qui vous pousse à cacher l'expression de votre regard, à autrui, derrière l'écran des lunettes. Trop souvent, c'est une soumission à la « mode », qui vous fait croire que vos lunettes de soleil augmentent votre charme, par un peu de mystère.

Comme les vacances deviennent collectives et mondaines, vous les vivez peu calmement. Dans un temps relativement court, vous voulez en profiter à plein et, parfois, *trop*. Vos yeux s'y écarquillent sur mille nouveautés, sur des contrastes de couleurs inhabituels et rapides. La lumière devient un choc, un traumatisme exagéré. Ne pouvant vous y adapter, vous la filtrez. Elle perd, alors, son rôle de stimulant et de cicatrisant annuel, car le soleil n'entretient la reconstitution du pourpre rétinien et la tonicité musculaire qu'à *condition* que l'œil ne soit pas crispé, au départ.

Il en est de l'éclairement solaire, pour la vue, comme des bains de soleil, pour l'épiderme : la limite entre la régénération et la brûlure est mince et délicate, mais la privation est débilitante.

Dans la vie physiologique quotidienne, le rôle du soleil est évident. Avec les mêmes problèmes et les mêmes tâches, votre climat mental est très différent, selon que le temps est ensoleillé ou couvert. Mais, alors, comment utiliser les « heures claires » ?

Si vos yeux sont fatigués et rétifs, si vous portez, sans cesse, vos lunettes de soleil, de mars à octobre, abordez le problème de biais. Placez-vous, dans un corridor ou à l'ombre d'un mur, sur la limite des rayons directs. Fermez vos paupières, après avoir trouvé un appui pour vos mains.

Faites alors passer votre visage, alternativement, de la zone d'ombre à la zone de lumière, par un balancement analogue à celui de l'éléphant. Très vite, vous aurez l'impression que c'est le soleil qui se déplace devant vous. Respirez profondément, en vous balançant. L'impression de lueur écarlate qui vous parvient, à travers vos paupières baissées, n'est pas douloureuse ou surprenante. Elle est même tonifiante, après quelques séances, et l'ensemble des muscles de votre visage se décontracte sans peine. Vous êtes prêt pour une deuxième étape.

Posez une main, en coquille, sur un œil, pour

l'obscurcir, sans l'empêcher de ciller en même temps que l'autre. Mettez-vous au soleil, les yeux fermés. Jetez des coups d'œil brefs, d'abord, sur le sol, puis, vers le soleil, un seul de vos yeux recevant les images, à la fois.

À votre grande surprise, cet œil n'est pas spécialement traumatisé. Décontractez-le, à l'abri des paupières, pendant une minute, et recommencez l'expérience avec l'autre œil, le premier étant protégé par votre autre main.

La fréquence de cet exercice est une affaire purement personnelle, que vous réglez par vous-même. Les limites en sont : la sensation de brûlure sur les paupières closes ; la persistance de l'image du soleil sur la rétine. Cette dernière, d'ailleurs, n'est pas inquiétante et disparaît, après quelques dizaines de secondes de repos, les yeux fermés et protégés par les paumes. Cette attitude de « récupération » rétinienne s'appelle le *palming*.

En règle générale, pratiquez le *palming* durant un temps double de celui que vous avez passé au soleil, les yeux fermés ou ouverts. Rappelez-vous que ce n'est pas l'intensité lumineuse, en soi, qui fatigue la vue, mais la violence des contrastes. Aussi est-il utile de baigner ses yeux clos, sous le soleil, lorsque l'on sort d'une pièce sombre ou que l'on va conduire une voiture sur une route qui scintille.

En pratiquant soigneusement ces exercices d'ensoleillement, vous triplez votre résistance aux inévitables éclairages artificiels du progrès : lumière électrique alternative, tubes fluorescents, phares d'auto et, même, tressautement des écrans de télévision.

Car, à l'origine, l'œil s'est créé et perfectionné pour la lumière solaire, et pas pour les autres...

Les effets de la respiration sur la vue

Même pour ceux qui n'ont jamais entendu parler du Yoga, le rôle impératif de la respiration est une évidence. Nous vivons d'air, avant tout. Notre façon, bonne ou mauvaise, de respirer conditionne toutes nos autres fonctions : nutrition, sommeil, activité physique et développement mental.

Notre vue n'échappe pas à cette règle. Arrêtez de respirer, en laissant votre sang s'appauvrir en oxygène et se charger de gaz carbonique : vos rétines ne «répondent» plus aux impulsions lumineuses et vous éprouvez la sensation de *trou noir.*

Et, cependant, les gens qui ont une mauvaise vue semblent s'ingénier à suspendre leur respiration lorsqu'ils examinent quelque chose. Les dessinateurs, à leurs tables, s'épuisent, tout en reconnaissant qu'ils sont trop absorbés pour respirer régulièrement. Le même défaut, ce coup de frein que l'attention mentale donne à la respiration, se trouve chez les artistes, les comptables, les sténographes et bon nombre de travailleurs intellectuels.

Or, les yeux ont absolument besoin d'une circulation sanguine rapide et très oxygénée. Elle ne peut s'obtenir que par une extension de la respiration, pendant tout le temps où intervient la vision attentive.

Mais quel genre de respiration utiliser à cet effet ? Les lecteurs, qui se sont déjà intéressés au Yoga, savent que l'on dispose de six variétés de respiration à associer aux exercices physiques spéciaux, et de cinq autres ayant des buts thérapeutiques précis. Presque toutes comportent des temps d'arrêt qui ne sont pas de mise dans l'entretien courant de la vue, au fil de la vie professionnelle.

L'école de Bates propose donc une respiration *soupirée* tendant à accroître la profondeur de *l'expiration* qui entraîne toujours une décontraction importante des épaules, du thorax et des vertèbres cervicales. Elle consiste à évacuer l'air des poumons en « tassant » le poids de la partie supérieure du corps sur le ventre et le bassin, l'air filtrant entre les lèvres avec un léger sifflement. Cela n'est évidemment possible que si l'inspiration précédente a été assez importante.

Le bâillement est un geste instinctif, du même ordre, mais il ne se gouverne généralement pas. La respiration soupirée peut se répéter et se poursuivre pendant plusieurs minutes. Le soupir de décontraction se retrouve aussi bien chez l'enfant qui va s'endormir que chez le jeune chiot qui vient de lâcher sa balle, après avoir joué.

Essayez de respirer ainsi, chaque fois que votre vision devient floue, à une certaine distance, rapprochée ou éloignée. Dans l'immense majorité des cas, votre « profondeur de champ » s'améliore, dès la deuxième expiration soupirée. Si vous vous disciplinez suffisamment pour associer votre respiration à tous vos exercices oculaires, les effets de ces derniers redeviennent beaucoup plus rapides et durables.

Le « palming »

Les yeux travaillent essentiellement sur des contrastes. La majeure partie des pièces de la rétine, formée de bâtonnets, joue en « noir et blanc ». Chaque fois que l'on met ses yeux au repos, en les obscurcissant, on leur redonne du temps pour « respirer », reconstituer les corps chimiques sensibles et décontracter les éléments musculaires, précédemment surmenés par la poursuite des images.

Les chiens âgés, inoccupés, passent instinctivement du soleil à l'ombre et de l'ombre au soleil, à un rythme qui est lié à leur degré de fatigue oculaire. Les peuples primitifs savent encore interrompre leur travail pour reposer leur vue, pendant de courtes siestes, où ils ne dorment pas réellement.

Avec les civilisations mécaniques, nous n'accordons même plus à nos yeux le minimum d'égard

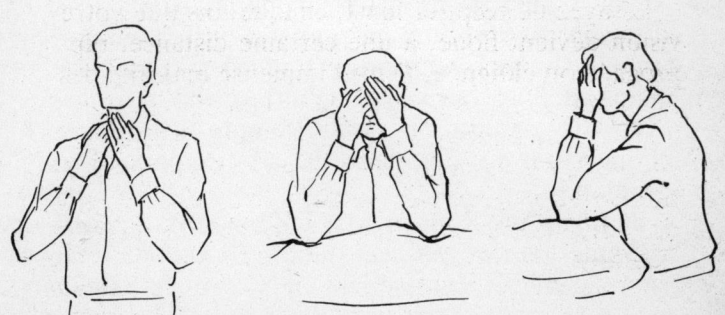

que nous avons pour nos pieds : si nous sommes physiquement las, nous nous asseyons ou nous nous étendons, mais si nous sommes mentalement crispés, nous continuons de fatiguer nos yeux en lisant, en allant devant un écran de cinéma ou de télévision, ou en nous hypnotisant sur des mots croisés.

Les paumes de nos mains forment un excellent instrument de protection pour les yeux. En superposant les quatre doigts longs d'une main à ceux de l'autre, au centre du front, les paumes emboîtent exactement les orbites, ne laissant plus parvenir, aux yeux, le moindre rai de lumière. Le creux des mains permet cependant aux paupières de ciller librement et ne comprime pas les globes oculaires. Même si ces derniers sentent la présence des paumes, ils ne sont pas touchés.

Dans cette tiède obscurité, la décontraction musculaire est très rapide et la circulation sanguine se fait mieux. Après deux minutes de *palming*, la vivacité rétinienne est si bien reparue que l'on a souvent l'impression d'un éclairage supplémentaire, soleil ou lampes, dans le décor que l'on observait précédemment.

Une bonne position des mains en *palming* ne s'attrape pas toujours au premier essai. L'emboîtement du nez, entre les tranchants des deux mains, doit se faire avec souplesse, pour ne pas gêner la respiration, tout comme les pouces allongés doivent faire leur place, entre pommettes et tempes.

Pour ne pas vous crisper les bras, pratiquez le *palming* assis devant une table, les coudes reposant sur elle. Choisissez un siège dont la hauteur soit telle que votre front aille naturellement vers vos doigts, votre colonne vertébrale demeurant bien droite, jusqu'à la base de votre crâne.

Si vous pratiquez le *palming* couché sur le dos, soutenez vos coudes avec des coussins, placés de chaque côté de votre poitrine.

Le but de l'exercice étant de décontracter les yeux, gardez-les fermés. Mais, en même temps, il faut absolument retrouver un certain calme naturel, sinon cette sorte de « vide ressenti » que le Yoga appelle *pratyâhâra,* où la conscience apparaît comme un écran blanc. Vous trouverez des exercices mentaux adaptés, dans le chapitre suivant. Rappelez-vous qu'il est inutile d'effectuer un *palming* si, derrière vos paupières closes, subsistent des images mentales inquiètes, des objets d'agacement ou des problèmes non résolus. L'œil et la conscience vont de pair : si l'une continue de bourdonner, l'autre ne se détendra pas.

Un *palming* est toujours beaucoup plus actif s'il est effectué après des balancements. Dix minutes de ces derniers ramènent à deux minutes le temps actif minimum du *palming*.

Pour les vues très fatiguées, un *palming* d'une heure est souvent bienfaisant. Il se supporte très bien en écoutant la Radio ou en parlant avec des amis.

La répartition de cet exercice dans la vie courante n'exige pas un temps considérable. Cinq minutes avant de se lever et cinq minutes sitôt couché vous habituent à le faire passer dans vos gestes-réflexes. Au long du jour, il s'intercale, selon besoins, parmi vos activités. L'étudiant, après chaque chapitre lu, masque ses yeux et « repense » ce qu'il vient de parcourir. S'il travaille sur un texte rimé, il le reprend, les yeux couverts, tous les trois ou quatre vers. C'est un excellent entraînement de la mémoire visuelle.

■ Le *palming* est un traitement pour :

☐ la fatigue oculaire motrice,

☐ les picotements des paupières,

☐ les migraines frontales,

☐ les dédoublements d'images (strabismes par fatigue),

☐ les éblouissements (arcs électriques et éclairs),

☐ les vertiges de voyages.

De plus, c'est un moyen facile de décontraction immobile pour le reste de l'organisme.

CHAPITRE IV

La décontraction générale mentale

L'un des plus célèbres bénéficiaires des théories de Bates, l'écrivain Aldous Huxley (presque aveugle, il recouvra une bonne partie de son acuité visuelle, grâce à elles), a bien défini le rôle de la pensée dans la vue. Il écrit :

« La sensibilité ne doit pas se confondre avec la *perception*. Les yeux et le système nerveux reçoivent et ressentent, mais c'est le mental qui perçoit. En le faisant, il se rapporte à une accumulation de perceptions individuelles antérieures ; en bref, il fait intervenir la mémoire ».

Bates indique comment chacun peut décontracter son mental, pendant quelques instants, même au milieu d'une journée de travail harassant. Il suffit de « lâcher » ce qui vous obsède et de penser intensément, comme le conseille le Yoga, à un événement agréable ou à une jolie chose, précédemment connu. Le principe de base est que l'on ne peut pas, consciemment, suivre deux idées en même temps.

Si vous lâchez les faits présents, si vous rompez la chaîne essoufflante des idées professionnelles, ne fût-ce que vingt secondes, la tension d'esprit s'abaisse et corrélativement, les musculatures volontaire et involontaire se décontractent, y compris celles de l'œil.

Cela explique le goût spontané, des employés de bureau pour les cartes postales de vacances, épinglées au mur, à portée de leurs regards, sur le lieu même où ils travaillent. Ce sont autant de fenêtres ouvertes sur un passé ou un « ailleurs », agréable et reposant.

Mais que se passe-t-il lorsque l'on se souvient d'un objet ou d'un paysage avec les yeux fermés ? A ce moment, plus aucun rayon lumineux réel n'impressionne la rétine. La conscience extrait de la seule mémoire les différents détails qui ont été enregistrés, en d'autres temps. S'il s'agit d'un objet vu et revu, de nombreuses fois, l'image-mémoire est la somme, la synthèse de ces différents enregistrements.

Or, voici en quoi consiste l'ingénieuse hypothèse de Bates : en regardant, en scrutant un objet qui vous plaît, le travail de l'œil est meilleur et plus précis qu'en regardant une chose qui vous déplaît ou vous est indifférente. En rappelant, les yeux fermés, le souvenir d'une chose agréable, ces yeux inactifs reprennent instinctivement les courbures et les mouvements qu'ils avaient, au moment de ces *bons enregistrements,* donc des courbures et des mouvements NORMAUX.

Cela correspond à une mécanothérapie *volontaire* de l'œil, s'opposant aux adaptations visuelles, passives et crispantes, de la vie professionnelle courante.

Vaut-il mieux rappeler un souvenir d'objet fixe (statue, tableau peint) ou un souvenir d'image mobile (paysage contemplé en voiture, visage d'une personne qui vous parle) ? Le second est toujours meilleur, parce que son enregistrement a été multiplié, étalé dans le temps et exempt d'écarquillement, donc de crispation musculaire. Lorsque l'œil « revit » la prise des clichés, il s'exerce de façon plus variée et plus simple, à l'abri des paupières et des paumes.

Cette dépendance, entre le mental conscient et la position géométrique musculaire des yeux, est très étroite. Si l'image reçue est trouble, incomplète ou ambiguë, le mental conscient doit se livrer à un travail de déchiffrement et de discussion sur plusieurs hypothèses, avant d'en accepter une, qui n'est pas forcément la bonne : un doute subsiste, dans une note d'inquiétude désagréable et inutilement épuisante. Toute cette démarche est d'ailleurs très rapide et indéfiniment renouvelée, si l'objet observé est mobile.

Réciproquement, lorsque le mental est fatigué ou insuffisamment oxygéné, les images reçues sont suivies et transmises dans un climat d'inattention. L'œil renonce à bien travailler pour une conscience qui néglige sa cueillette de messages. Le regard devient « vague » lorsque la pensée est « ailleurs » (ou nulle part).

On croit trop couramment que des yeux clos ne *regardent* rien. C'est une erreur. Si la mémoire ou l'imagination travaillent dans l'obscurité complète, l'œil-organe ne reçoit évidemment rien de l'extérieur, mais il s'adapte quand même aux images « pensées » (ou repensées).

Cette adaptation spéciale, à départ mental pur, a été nommée « visualization » par Bates et Margaret D. Corbett. On peut traduire ce mot anglais par *révision*.

Bonnes et mauvaises révisions

Pour décontracter correctement ses yeux, il faut bien comprendre comment agit la *révision*.

Vous vous êtes mis en « palming ». Votre corps se détend. Vous oubliez, volontairement, ce que vous entendez encore, ainsi que « l'heure qu'il est », ce qui s'est passé, jusque-là, et ce qui vous attend, un peu plus tard. Poussez cette indifférence jusqu'à la certitude que RIEN ne touche vos rétines. Elles baignent dans un gris clair, sans formes, où s'effacent les dernières lueurs des objets qui s'y projetaient quand vous avez fermé les yeux.

Respirez lentement et profondément. Un temps vide s'écoule, puis, votre pensée repart. C'est alors que vous commencez à *réviser* une suite d'images choisies.

Vous pouvez vous les *rappeler* ou vous pouvez les *imaginer*. Les premières, prises dans la mémoire, sont reproduites. Les secondes, imaginées, sont neuves et inventées. Les premières sont utiles et bienfaisantes, mais les secondes sont un travail et une cause de contractions indésirables. Pourquoi ? Parce que, dans le second cas, les yeux n'ont pas accommodé, précédemment, sur les objets que crée le mental. Ils le suivent, mais en hésitant.

Il est probable que c'est à cet « embarras » des yeux, mis à la remorque de la pensée, qu'est dû le fait des rêves en *noir et blanc,* beaucoup plus nombreux que les rêves *en couleurs* : les bâtonnets répondent aux sollicitations du mental, plus vite et à moindres frais que les cônes.

Il y a donc tout avantage à *réviser* des souvenirs réels plutôt qu'à *imaginer* des tableaux apaisants nouveaux, pendant les décontractions mentales volontaires. Parmi les nombreux exercices, proposés dans les chapitres qui suivent, choisissez toujours ceux qui mettent en œuvre des objets que vous connaissiez, que vous avez déjà vus, et laissez les autres de côté.

Pour vous faire comprendre leur diversité, voici une première suite d'images, de climats *visuels,* où vous retrouverez probablement une ou plusieurs réminiscences personnelles. Pour utiliser les vôtres asseyez-vous à l'aise, couvrez vos yeux de vos paumes, prenez votre temps et, avant tout, laissez-vous «aller», à la suite de vos seuls souvenirs. Ne crispez pas vos yeux, ne pensez même plus à eux. Persuadez-vous que les images mentales des *révisions* sont des «objets de mémoire» effectifs, d'infimes traces de minéraux, au long d'une toute petite fraction de la jungle de vos cellules nerveuses cérébrales, et non un aspect chimique *actuel* de Vous œil-organe.

Quelques thèmes de «révision»

■ Les ronds dans l'eau

Vous surplombez une surface liquide, lac, étang ou mare, qui reflète le ciel. Vous tenez une poignée de cailloux. Vous les lancez dans l'eau, un par un, en commençant par les plus gros et en attendant, après chaque jet, que les ondes créées à la surface se soient apaisées. A chaque caillou, le ciel disparaît, pendant que les vagues circulaires déforment le miroir liquide. A mesure que les cailloux s'amenuisent, les vagues sont moins hautes. Au dernier, gros comme un pois, l'image du ciel est juste animée d'un ou deux frissons. Sensation du ciel calme, de nouveau. Un nuage bien dessiné y glisse lentement.

■ Une fleur s'ouvre

Une fleur précise (volubilis ou cactus), observée, un matin, au soleil, alors qu'elle se déroule, ou s'épanouit, à une vitesse perceptible. Les formes, les teintes, les mouvements des pétales.

■ Le château

Un château historique, dont la visite vous a vraiment fait plaisir, par beau temps. Le rappel de la façon dont il vous est apparu, sous les différents angles que votre approche vous a fournis. Les jeux d'ombre et de lumière sur les ailes, les terrasses et les toits. Les nuances des pierres, des ardoises, des tuiles et, éventuellement, des plans d'eau ou de la verdure environnante.

■ Le flot sur une rive

Une eau courante ou battante (rivière à bords sablonneux ou plage maritime plate). L'alternance des ondes qui mordent la rive, se retirent, reviennent, en se courant après, obliquement. Le monde minuscule et précis des petites épaves, les changements d'éclairage du fond, au gré de la réfraction de l'eau.

A supposer que vous n'ayez *aucun* souvenir personnel de ces quatre genres, vous pouvez, cependant, vous en créer avec de simples cartes postales, en couleurs, qui vous plaisent, même si vous n'êtes jamais allé dans le pays qu'elles représentent. Vous le ferez, en mettant en œuvre l'une des plus curieuses propriétés des liaisons entre l'œil et le mental.

Roulez une revue en cylindre, de telle sorte que le diamètre libre intérieur n'excède pas quatre centimètres. Regardez à travers cette lunette sans verres, avec votre « meilleur » œil et *en fermant l'autre œil*, la carte postale bien éclairée, mais suffisamment près du bout du cylindre (15 à 20 cm au maximum) pour que vous n'en voyiez pas les bords. Déplacez-la doucement, pour en observer les détails, sans jamais aller jusqu'aux marges.

Au bout de trente secondes, une sensation paradoxale vous imprègne : celle de voir le paysage EN RELIEF, bien que vous ne le regardiez que d'un œil et que cette carte soit plate ! Selon Pierre Auger (R.T.F., France II, février 1962) votre œil fermé imagine et reconstitue, alors, sous impulsion mentale, le « cliché » qui conviendrait, avec le décalage correct par rapport à l'image que recevrait votre autre œil pour que l'ensemble soit *stéréoscopique,* donc fournisseur de relief.

Ce pouvoir de reconstitution est, d'ailleurs, bien connu, puisqu'une petite partie de la rétine est « aveugle », au débouché du nerf optique, et que, cependant, nous ne voyons pas de « trou » dans ce que nous regardons. Il suffit que l'œil entretienne ses imperceptibles *balayages* axiaux, pour que le mental reconstitue, par souvenir immédiat, la pastille d'image manquante, dans les clichés suivants.

Mettez « en relief », dans votre mémoire deux ou trois cartes postales de votre goût, à l'aide de ce procédé, et vous aurez de quoi meubler vos décontractions mentales, sous *palming*.

La décontraction sur « révisions » schématiques

Lorsque vous ne pouvez pas vous placer en *palming*, soit parce que le temps de décontraction dont vous disposez est trop court, soit parce que cela étonnerait les gens qui vous entourent, vous pouvez, presque toujours, cependant, fermer les yeux, pendant trente secondes ou une minute.

C'est alors que, les paupières closes, sans crispation, vous pratiquez les « révisions » sur différents schémas très simples, que vous trouverez ci-après, en illlustrations empruntées à Margaret D. Corbett.

A l'inverse des précédentes, ces révisions ne font plus intervenir vos dispositions affectives, vos goûts. Elles sont *mécaniques*. Elles agissent, même, un peu comme des « calmants » ou des fixateurs mentaux. Selon le Yoga, ce sont des *localisations* de l'attention consciente (dhâranâs). Leur effet général est de faire oublier une ou plusieurs crispations douloureuses éventuelles. Leur effet local est de nettoyer la rétine des traumatismes précédents, de chasser les « mouches lumineuses », les taches, les phosphènes, en accélérant et en régularisant la circulation sanguine complète des yeux.

Inutile de les pratiquer, si votre attention demeure partiellement fixée sur une sensation de migraine, de douleur frontale ou de picotement des yeux. OUBLIEZ ces derniers, en faisant l'exercice et, lorsqu'il sera terminé, le malaise aura disparu.

■ Les quatre nœuds sur l'anneau

Fermez les yeux. Pensez à un anneau simple, bien circulaire, noir sur blanc. Comptez jusqu'à cinq, en inspirant profondément. Ne «lâchez» pas l'image de votre anneau et posez un premier nœud, rond et noir, à mi-hauteur, à gauche. Posez, en continuant de respirer profondément, un second nœud à droite. La gauche se fond : peu importe. Abandonnez le nœud de droite et «rappelez» celui de gauche : tout l'anneau vous semble glisser à droite. Rappelez celui de droite : l'anneau glisse à gauche. Recommencez, trois fois.

Maintenant, «posez» un nœud tout en haut, puis, un autre tout en bas. Allez de l'un à l'autre, plusieurs fois : l'anneau, cette fois, monte et descend.

Vous ne réussirez peut-être pas les premières fois. L'anneau et les nœuds, notamment, peuvent vous apparaître en blanc sur noir : faites quand même l'exercice. Il est extrêmement reposant et actif.

La décontraction générale mentale / 73

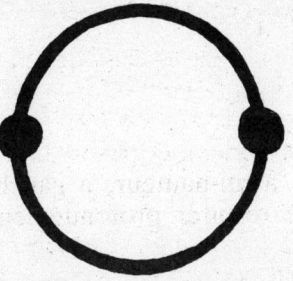

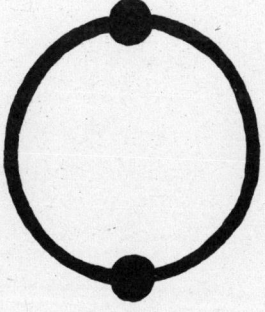

■ Le trébuchet

Les yeux clos, vous « rappellerez » le souvenir du dessin ci-contre. Tout en respirant, vous imaginerez que votre regard appuie sur l'un des plateaux et le fait baisser, pendant l'inspiration, par exemple. En expirant, sautez sur l'autre plateau et faites-le descendre : le premier remonte. Revenez au premier, en inspirant, de nouveau, et recommencez, trois ou quatre fois. Lorsque vous « voyez » le trébuchet osciller, dans son ensemble, l'exercice est réussi.

■ La chouette sur la lune

Observez bien le dessin et fermez les yeux. Rappelez-le sur fond bleu. Pointez mentalement votre nez en direction d'une des pointes du croissant de lune, puis, lentement, parcourez le bord supérieur du croissant, vers l'autre pointe. Revenez, en rythmant ce balancement sur votre respiration. Continuez. Au cinquième ou sixième aller et retour, la chouette se balancera. L'exercice aura agi.

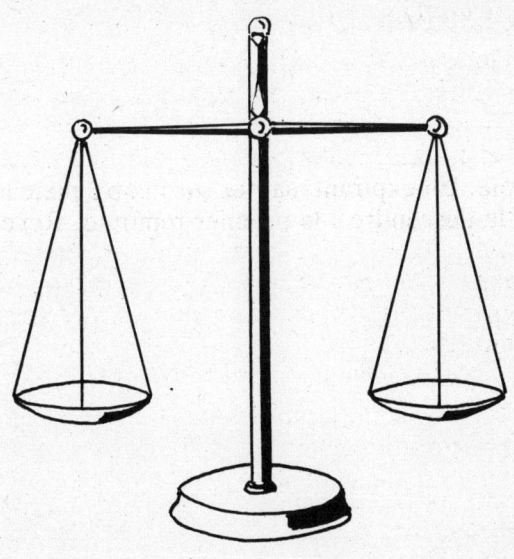
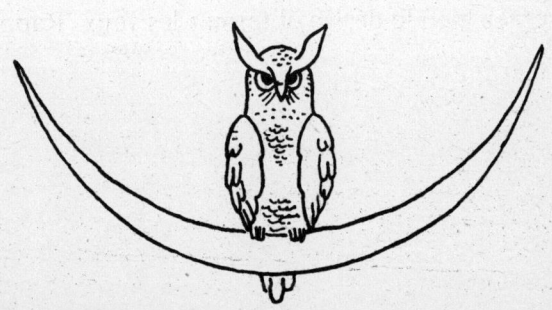

■ Le disque sur la corde

Le dessin ci-après étant bien enregistré, imaginez que vous tendez la corde, entre vos mains. En un premier temps, parcourez-la du regard, de gauche à droite et de droite à gauche. Le disque glisse en sens inverse : droite-gauche, gauche-droite. Concentrez-vous pour que ce mouvement se produise en cadence, cinq ou six fois. Alors, mentalement, détendez un peu la corde. Le disque pend au milieu. Imaginez que vos deux mains lui impriment un mouvement de balancement : il se rapproche, il s'éloigne, se rapproche encore, s'éloigne de nouveau : son diamètre « pensé », tout comme l'épaisseur du bord qui vous fait face, augmentent et diminuent en cadence. Amplifiez le balancement : le disque va dépasser le plan horizontal passant par vos mains et faire un tour complet, maintenu par la corde, qui tournoie comme celle avec laquelle sautent les fillettes. Ne bougez plus les mains : le disque redevient un pendule. Tendez la corde : il s'immobilise. Refaites quatre ou cinq allers et retours, à l'horizontale, de plus en plus lents.

Avec cet exercice, vous abordez les révisions « en profondeur », au moment où le disque se balance dans un plan vertical, proche de celui de votre épine nasale. Vous saurez que vous avez réussi, lorsque la contraction de vos paupières closes augmentera et diminuera instinctivement, avec l'approche et l'éloignement du disque *pensé*.

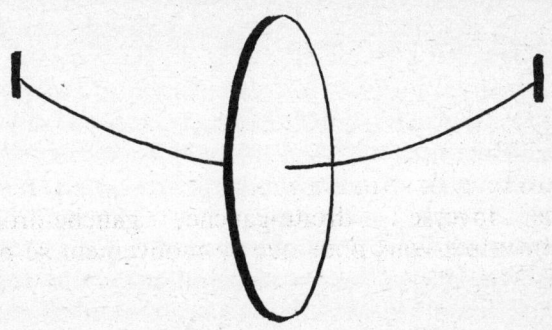

■ Le glissement de la navette

Après avoir bien regardé le dessin, vous fermez les yeux. *Révisez* son premier aspect, en passant du point de gauche au point de droite, et inversement. Faites cela, dix fois, puis, continuez avec la deuxième disposition, en allant du point supérieur au point inférieur et en revenant vers le haut, encore dix fois. Le trait, la *navette* s'anime, comme sur un métier à tisser. Avec une certaine pratique, vous pourrez mentalement disposer la navette en oblique, comme les deux aiguilles d'une pendule à 3 heures 49 et à 8 heures 11.

78

■ Le domino «Double-Un»

Comme sur le dessin, imaginez cet objet en blanc et noir. Le domino «pensé» horizontalement, allez lentement du point gauche au point droit et revenez. Lorsqu'il prend le mouvement de navette, conservez-le lui, six ou sept fois, puis, sans transition, «pensez-le» verticalement et continuez de haut en bas et de bas en haut. Donnez-lui ce mouvement d'ascenseur, une dizaine de fois.

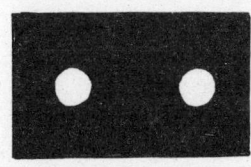

Un ou deux de ces exercices peuvent vous plaire et vous convenir, et les autres pas : c'est normal. Cette sélection personnelle, que vous ferez, correspond à votre type particulier de fatigue oculaire. Le premier, le cinquième et le sixième mettent en jeu des formes géométriques simples, où les *appuis* sont des points, noirs ou blancs, toujours décontractants parce qu'ils n'évoquent rien d'autre qu'une tache impersonnelle. Le deuxième, le troisième et le quatrième sont plus construits, plus analysables : réservez-les pour les heures de demi-fatigue, parce que l'adaptation qu'ils déterminent dans vos yeux est un peu plus complexe (mouvements circulaires et perspectifs).

Mais, dans tous, l'amorce du mouvement doit s'obtenir en imaginant que c'est votre nez que vous pointez, soit d'un point à un autre, soit le long d'une ligne ou d'une trajectoire.

CHAPITRE V

Le centrage et l'éclairement dans la vision

Voir, entendre, goûter, sentir ou toucher n'a de signification qu'au niveau mental. Si vous êtes préoccupé, il vous est à peu près impossible de lire. Vous revenez trois fois, dix fois sur les mêmes lignes, dont le sens vous échappe, avant même que vos yeux les aient enregistrées complètement.

C'est une des conséquences du principe, précédemment posé, que l'on ne peut pas penser consciemment à deux sujets simultanés. Ce principe d'*exclusion consciente* est, probablement, le point de départ effectif de tous les Yogas, tant physiques que mentaux. Cela permet de comprendre comment peuvent se développer ou s'éliminer la plupart des troubles visuels.

Que vous soyez myope ou hypermétrope, le fait de regarder une surface unie n'est jamais fatigant. Par contre, si un reflet ou une image projetée particularise une fraction de cette surface, votre trouble de vision redevient conscient, à hauteur de la difficulté d'interprétation que ressent votre mental. Et il peut même s'amplifier, en fonction de votre agacement, de votre inquiétude ou de votre manque de confiance en vos yeux. Reprenez confiance, et le trouble régresse.

Margaret D. Corbett cite le cas suivant.

Un enfant de dix ans louche (strabisme convergent, avec très mauvaise vision d'un œil). On rééduque lentement cet œil, pour la vision à vingt, trente, soixante centimètres, puis à un mètre. Par une matinée ensoleillée, la rééducatrice demande à l'enfant de lire, avec cet œil, à cinq mètres de distance. Il se trouble et hésite. La praticienne lui certifie qu'il n'a pas plus d'efforts à faire, de cinq mètres que d'un mètre. L'enfant réfléchit, va au fond de la pièce, ferme les yeux et se dandine, d'un

pied sur l'autre, sept ou huit fois.
— Que fais-tu ? demande M. D. Corbett.
— Je *joue* à me rapprocher, répondit-il.

Et, sans avoir pratiquement bougé de place, il ouvre son œil déficient et lit couramment les lettres d'épreuve, à l'autre bout de la salle.

Les adultes, malheureusement ont perdu cette fructueuse souplesse imaginative. Dans des conditions similaires, ils doivent se décontracter, par des chemins plus complexes. Il leur faut, presque toujours, rapprendre à « manipuler » mentalement des images pensées, avant de retrouver la pleine finesse des images reçues. L'enfant, qui traîne un morceau de bois au bout d'une ficelle, le VOIT comme une charrette, un navire ou une locomotive. Sa décontraction visuelle est totale : elle lui permet, en une fraction de seconde, de revenir au réel, lorsque, sur son trajet, une pièce de monnaie ou une perle de verre dépasse, à peine, de la poussière. Son efficacité est du même ordre lorsqu'il cherche des fraises des bois, des champignons, des violettes ou, plus simplement, un petit objet qui a roulé par terre, dans une pièce encombrée.

Pour lui, c'est le *jeu* qui constitue, presque constamment, la phase de décontraction oculaire. Qu'il aille à l'école, et ses troubles visuels éventuels apparaîtront aussitôt, car il crispera ses yeux, pendant des laps de temps trop prolongés, sur des objets qu'il *doit* détailler, au-delà de son gré instinctif.

Le centrage

Selon Bates, une nuance importante existe entre le fait de *voir*, qui résulte, avec plus ou moins de succès, d'une mise en action de la rétine, en général, et le fait de *regarder*, qui commence par le travail spécial de la *fovea*, détectrice et sélectrice des intensités et des contrastes.

Dans un œil sain et décontracté, les cônes de la *fovea* présentent une spontanéité et une vivacité particulières, tant pour recevoir les impulsions lumineuses que pour en annuler l'effet chimique lorsqu'elles cessent. Ils commandent également les minuscules «balayages» de l'axe visuel sur les différents détails de l'objet observé. L'ensemble de la *fovea* et de la musculature lisse externe de l'œil a un comportement qui évoque les antennes d'insectes, les tentacules des anémones de mer ou les plantes sensitives.

En laissant l'œil agir de lui-même, la vision complète d'un objet est presque toujours effectuée, avant même que le mental commence à dépouiller les informations reçues. Par contre, si l'on fixe d'emblée l'axe optique sur un détail, la *fovea* interrompt son travail de prospection et l'image reçue, si bonne soit-elle, est beaucoup moins «fouillée».

En écarquillant longtemps les yeux sur un objet déterminé, avec un regard fixe, on finit par ne plus le *voir*. Presque tout le monde a ressenti la très désagréable impression de ne plus comprendre un mot écrit, sur lequel le regard s'était bloqué, pendant que le mental délibérait à propos de son orthographe correcte. Si l'on insiste, les lettres qui le composent finissent par se « dépersonnaliser » aussi. Le mental se désintéresse de l'image reçue, parce que trop fixe, et, à la limite, la conscience elle-même peut disparaître, comme on le vit dans les phénomènes d'auto-hypnose.

Tous ces états sont artificiels et épuisants pour les yeux. Leur traitement consiste à conserver, le plus souvent possible, un regard mobile et léger. Dans une certaine mesure, la désinvolture devient, alors, un facteur de décontraction.

L'éclairement

Les éléments de la rétine, à la façon des muscles de l'ensemble du corps, s'exercent et s'entretiennent par la lumière (mobilité « gymnastique »), mais s'étiolent et s'atrophient dans l'obscurité. La *fovea*, pilote de la direction du regard, recherche les points brillants de l'image, mais ne s'y fixe pas. Il en résulte qu'une utilisation correcte de la vue ne peut s'effectuer que sur un minimum de contrastes entre ombres et zones éclairées. Les images reçues sont bien meilleures, à flux lumineux égal, par temps ensoleillé d'hiver que par temps couvert, en été.

Le mental « lit » ces contrastes : c'est le domaine de sa fonction normale. Mais, aux limites, il peut aussi bien s'agacer sur leur faiblesse que se braquer devant leur excès. Il lui faut des phases de repos, au cours desquelles les rétines cessent de lui en soumettre, d'aucune sorte. Ce sera le champ uniforme bleuté que l'on *voit*, en fermant les paupières, dans l'obscurité, ou le champ rose, sans contours, ressenti pendant un bain de soleil, pris avec les yeux couverts d'une serviette. L'un comme l'autre sont également décontractants.

Dès que la vision intervient, de nouveau, un minimum d'éclairement est indispensable, pour que la faiblesse des contrastes n'agace pas le mental, qui doit les traduire en « idées d'objets ». En conservant l'ancienne unité d'éclairement familière, la *bougie*, on mesure que la lumière solaire va de 500 à 5.000, selon la saison et la latitude, vers midi, dehors. Cependant, tous ceux qui travaillent dans les maisons, les bureaux, les ateliers et les usines bénéficient rarement de plus de 100 *bougies*, à proximité des fenêtres, par temps clair, de 20, au milieu de la pièce.

Une carte postale, en plein soleil, renvoie 200 *bougies* et, éclairée par une lampe de 150 watts, n'en retourne que 20. Lorsque la lumière est indirecte, même avec une source de 300 watts, l'éclairement de la même carte tombe en dessous d'un dixième de *bougie*.

Ces éclairements sont suffisants si l'on n'effectue, sous eux, aucun travail vraiment attentif. Mais déjà, simplement pour lire, ils ne suffisent pas. Les yeux, alors, doivent travailler sur contrastes : noir sur blanc de l'encre sur le papier, traits droits *ou* courbes, longs *ou* courts. Sous une *bougie*, le papier le plus blanc devient gris et empâte les limites des caractères. La tension mentale (attention discriminative) quadruple pour recevoir la quantité d'*information* désirée, pour éliminer les contresens analogiques et déceler l'accentuation, pour ne pas lire *veaux* pour *vœux*, *hotte* pour *hutte*, etc. On ne lit plus, on déchiffre, avec tout ce que cela comporte d'efforts sur le contexte précédent.

Il ne faut pas reprocher à un enfant, dont la vue se détériore, de « trop lire ». Il faut lui apprendre à éclairer suffisamment ce qu'il lit, à utiliser, surtout en lumière indirecte, une source lumineuse auxiliaire.

A cause de la profondeur des édifices, on peut estimer à 50 % le temps de travail effectué, dans les villes, sous lumière artificielle. Or, on ne souligne jamais assez que cette lumière *bat*, en réalité, selon la phase du courant électrique qui la crée. Cette phase (cinquante allumages et extinctions par seconde, le plus couramment) ne se *sent* pas, car les images persistent sur la rétine pendant les temps d'interruption. Mais, cependant, les cônes et les bâtonnets ne sont plus imprégnés : ils sont bombardés de chocs distincts, dont l'effet sur le *pourpre* est beaucoup plus insolite que celui d'une lumière continue, même fuligineuse. Pour mesurer la puissance de décontraction de cette dernière, il suffit de dîner, un soir, « aux chandelles » et de ressentir le climat de douceur, de repos et de poésie qui en résulte.

La crainte de la lumière vive, la *photophobie*, est une des conséquences des éclairages saccadés. Le courant alternatif, même utilisé pour un éclairage correct, fait vendre plus de verres fumés que toutes les maladies des yeux réunies. Ensuite, les troubles de l'accommodation se développent par défaut systématique d'éclairement.

Une cause de détérioration de la vue, aussi importante que méconnue, réside dans le *tableau noir* scolaire. Solution de pis-aller, générale parce que peu coûteuse, il offre, à l'écarquillement des jeunes yeux contraints, des lettres ou des schémas déjà difficiles à comprendre, tracés hâtivement sur le fond grisâtre des effacements précédents. Il est presque toujours mal éclairé. Nettoyé à l'éponge, les reflets et les fausses teintes s'y multiplient. Les réglures de peinture rouge, qui doivent en principe équilibrer l'écriture du maître, augmentent, le plus souvent, la confusion du texte écrit. Si gênant que ce soit à constater, la dégradation des yeux des enfants commence dans les classes de grammaire et s'achève à l'Université.

On peut ralentir ce malheur à la maison. Il faut, d'abord, que l'enfant puisse exercer sa vision à distance, pendant un temps appréciable de la journée, donc qu'il se déplace ou joue dehors. Il compense, ainsi, les heures passées, le nez collé sur ses cahiers et ses livres.

Ensuite, lorsqu'il lit ou fait ses devoirs, il doit être éclairé par une lampe de 150 watts, placée à un mètre cinquante sur sa gauche, un peu en retrait de son épaule et assez haut. Un tel équipement coûte moins cher qu'une paire de lunettes, même si les verres de ces dernières ne sont pas à changer tous les ans.

On ne réalise jamais assez la nocivité d'un éclairage parcimonieux, pendant les heures de travail, ni la malfaisance des enseignes lumineuses dont le clignotement filtre, à travers les persiennes, pendant les heures de sommeil. Les dégâts provoqués par les fautes d'éclairage sur le système nerveux comme sur l'humeur mentale, sont du même ordre de gravité que ceux qu'entraîne le *bruit*, calamité de l'ère technique.

Les yeux appréhendent les changements brutaux d'intensité lumineuse. Il est évident que des alpinistes, partant d'une vallée brumeuse, pour émerger sur un champ de neige éclatant où ils passeront des heures, peuvent se protéger utilement à l'aide de verres teintés, tout comme le conducteur de nuit peut atténuer l'éblouissement des phares qui le croisent avec des verres polarisants. Mais ce sont presque des cas-limites, en deça desquels l'entretien quotidien d'une bonne vue consiste beaucoup plus dans le réglage des éclairements modifiables que dans le traitement des yeux proprement dits.

Pour réapprendre à supporter la lumière solaire, vous vous reporterez utilement à l'exercice « *ensoleillement* », tel qu'il a été décrit dans le chapitre 3. Alors, selon le principe que « qui peut le plus, peut le moins », vous verrez s'augmenter notablement votre résistance aux éblouissements.

CHAPITRE VI

La vision et l'évaluation des distances

Les personnes à courte vue, les myopes, sont-elles victimes d'une simple incapacité de leurs yeux ? Ou, plus subtilement, refusent-elles, AUSSI, dans le domaine mental, de *regarder* les objets éloignés ?

Ainsi posée, la question dépasse le travail banal de l'opticien, triant des verres divergents. Elle touche les motifs intellectuels possibles de la myopie. On entre, alors, dans l'édifice complet de la personnalité, c'est-à-dire dans le Yoga individuel.

L'école de Bates suggère, tout de suite, que les myopes sont « peureux devant la distance ». Leur crainte contracte les muscles obliques de leurs yeux, allonge la « chambre noire » et, sur la rétine, les seules images nettes sont celles des objets très rapprochés. Deux nouvelles questions en dérivent.

Pourquoi la crainte contracte-t-elle les muscles obliques, qui allongent l'œil, et pas les droits, qui le raccourcissent ? Pourquoi la myopie diminue-t-elle aussi, souvent, avec l'âge ?

Les deux réponses apparaissent et se confondent aussitôt si l'on admet, comme un FAIT, l'interdépendance de l'œil-organe et du mental qui l'utilise. Cette interdépendance passe par trois états.

Dans la petite enfance, la mémoire est une vaste salle vide, ne demandant qu'à se remplir avec toutes les images qui se présentent. Sur ordre mental, l'œil accommode à toutes distances, de sept centimètres à l'infini, sauf dans les cas, très rares, où sa mobilité est affectée par un défaut congénital ou une maladie infectieuse précoce.

Deuxième période : âge scolaire et adolescence. La réception des connaissances est *impo-*

sée, en un flux dense et indigeste, à l'école, ou énervant et disparate, le reste du temps (techniques, sports violents, voyages trop rapides, cinéma, lectures hétéroclites, au milieu d'adultes pressés et bruyants). L'enfant timide ou pondéré effectue, alors, un *repli* sur lui-même, pour n'enregistrer qu'à son temps et avec mesure, les images dont la vie le bombarde. Il choisit naturellement les plus proches et se met à négliger les «fonds», les éléments éloignés, dans les ensembles qu'il regarde. Sa myopie est une défense contre l'indigestion de détails moins urgents. Il rétrécit exprès son univers visible. Ses yeux s'habituent à n'accommoder que de près ; son mental se désintéresse, puis, par étapes, *veut* ignorer ce qui est trop loin.

Aldous Huxley note, à ce sujet : «Soixante-quinze pour cent des enfants sont assez vigoureux et adaptables pour passer le cap scolaire, sans dommages pour leur vue. Le reste en revient atteint de myopie ou d'autres troubles visuels».

Troisième période. L'enfant myope devient un adulte avide de détails précis, mais toujours réticent devant les vues d'ensemble, qu'il craint inconsciemment. Il lui faudra atteindre le troisième âge pour reprendre confiance en ce qu'il est et ce qu'il *sait*. Alors, son accommodation s'étend et sa myopie disparaît. Mais, hélas, comme il n'a jamais fait jouer la totalité de son pouvoir accommodateur, son *point rapproché* de vision nette s'éloigne et il devient presbyte. Sa profondeur de champ, cet intervalle d'espace où sa vision est nette, ne s'est pas allongée mais a simplement *glissé* plus loin.

Lorsque le mental ne refuse aucune image, si

diverse et compliquée soit-elle, la vision reste normale. Le *point rapproché* (7 cm pour le petit enfant) s'éloigne juste à 20 cm, pendant que la taille triple, au cours de la croissance, en conservant ainsi une échelle proportionnelle, utile à la taille, à la distance du sol, à la longueur des bras et à l'amplitude des mouvements qui font manipuler les objets.

Il semble que l'accommodation mentale, le désir de regarder, précède bien le mécanisme de l'accommodation oculaire.

Qu'est-ce que la « distance » ?

On ne voit pas la distance. On l'éprouve.

C'est un acte de jugement, fondé sur des perceptions précédentes analogues, une confrontation entre une image présente et le souvenir d'images passées.

Un espace, où l'on ne voit pas de jalons, perd sa consistance et sa valeur. En bateau, si la mer est calme et l'horizon vide, ce dernier semble étrangement proche. Mais si un phare ou une voile y pointent, il paraît s'éloigner démesurément : notre mental reconnaît le phare ou la voile et leur assigne une taille ; la distance redevient perceptible, par comparaison avec ces « jauges » connues.

Il existe un excellent exercice, familier aux artilleurs, pour entraîner la vision à l'infini, lorsque l'on est en plein air. Il suffit que se trouve, assez loin, un édifice de taille connue, pour mesurer la distance à laquelle il est.

Tout d'abord, le poing droit fermé, mesurez l'intervalle qui sépare les saillies d'articulations entre vos métacarpiens et vos phalanges. De l'index à l'auriculaire, il y a quatre saillies, donc trois intervalles. Supposons que vous ayez trouvé 75 mm, soit 25 mm par intervalle.

Ensuite, bras tendu dans le prolongement de votre nez et poing toujours fermé, mesurez, avec une ficelle, la distance qui sépare ces saillies de votre œil droit : soit, par exemple 50 cm (500 mm). Votre «télémètre» est étalonné : en effet, un intervalle, ainsi *vu*, vaut 25/500 soit cinquante *millièmes* d'artilleur. Si, en tournant le poing, pouce en bas, un pylône de cinquante mètres de haut s'intercale juste entre deux saillies, c'est qu'il est à mille mètres de votre œil. S'il occupe deux intervalles, il n'est qu'à cinq cents mètres. S'il ne couvre qu'un demi-intervalle, il est à deux mille mètres, et ainsi de suite.

Cet exercice est doublement fructueux. D'abord, parce qu'il vous impose un «va-et-vient» d'accommodation, de 50 cm à l'horizon, pour ajuster l'image du pylône à celle du poing, plusieurs fois et rapidement, en vous amusant. Ensuite, parce que le calcul mental, que vous entamez dès la première comparaison, décrispe votre regard, aussitôt après l'effort. C'est le type même d'exercice visuel ET mental qui décontracte en «changeant les idées». Vous pouvez le varier abondamment, voire le compliquer, selon votre agilité d'esprit du moment : en mesurant la hauteur d'un clocher ou d'un édifice dont vous connaissez la distance, lue sur la carte, ou, si vous êtes fort en calcul mental, en «triangulant» deux villages dont vous connaissez les éloignements, par rapport à l'endroit où vous êtes.

La « conscience » derrière l'œil

Imaginez que vous vous trouviez, après la moisson, devant une plaine à blé bien ensoleillée. Au loin, un point bouge. Qu'est-ce que c'est ?

Ce pourrait être un cheval, à trois kilomètres, un homme, à deux kilomètres, ou un gros chien, à mille mètres. Si vous fixez votre regard, si vous insistez, le point se brouille et, même, vos yeux larmoient. C'est perdu.

Comptez jusqu'à trente, en effectuant une inspiration de dix secondes, un arrêt de cinq secondes, poumons pleins, et une expiration de quinze secondes. Pendant ce temps, laissez errer votre regard sur le sol, sans rien fixer de précis. Ensuite, relevez les yeux lentement, retrouvez le point mobile, regardez ce qui l'entoure, pendant six secondes, et fermez les yeux.

Une idée surgit : c'est un chien. Pourquoi ? Parce que, pendant que vous regardiez autour, il bougeait de façon spéciale : un bond, un crochet, un demi-tour. Et tout cela, c'est votre mental qui vous le *redit*, même si votre rétine n'a distingué ni pattes ni oreilles ni queue.

Rouvrez les yeux : maintenant, par intermittence, vous distinguez les pattes et les oreilles. Votre mental a demandé à vos yeux de « soigner leurs clichés », et, bien sollicités, ils obéissent. Ils le peuvent parce que vous leur avez laissé un délai normal de décontraction.

Tout est là : les meilleurs yeux ne voient correctement que si le mental, conscient ou inconscient, sollicite ou accepte la nature des images qu'ils tiennent à sa disposition.

Nous avons observé une jeune femme myope

qui évitait le port continuel de lunettes, autant par coquetterie que par raison. Soucieuse de sa ligne, elle demeurait inconsciemment méfiante devant les aliments. Elle ne discernait les hors-d'œuvre, par exemple, que lorsque les raviers se trouvaient à côté de son assiette, presque sous son nez. Par contre, dans la rue, elle était parfaitement capable de vous décrire, après un simple coup d'œil oblique vers une vitrine profonde, une robe et un manteau qui lui avaient plu.

Ces brefs retours à une vision normale, bien connus des « mauvaises vues », qui essaient de s'affranchir de leurs verres, le plus souvent possible, prouvent indéniablement que les troubles d'accommodation sont presque plus psychiques que neuro-musculaires et, surtout, qu'ils sont très rarement irréversibles.

Exercices correcteurs de la myopie

Il va de soi que tous les exercices suivants doivent s'exécuter sans lunettes. Mais, avant de les entreprendre, il est utile de bien connaître quelques principes généraux de la vue à distance.

■ Les myopes, tout d'abord, doivent pousser l'analyse mentale des *formes* aperçues : objets grands, petits, rectilignes, courbes, hauts, courts, épais, minces, larges, étroits. La myopie, en effet, confondant, dans une impersonnalité confuse, tout ce qui est à plus de quelques mètres, incite à négliger la forme relative des objets, puisque le « fond » de comparaison est constamment flou.

Une bonne réadaptation à l'analyse des formes consiste à fermer les yeux et à tracer, du bout de l'index droit dans la paume gauche, les lettres majuscules d'imprimerie, en les rangeant par catégories de contours significatifs. A, V, X, Y ont des angles verticaux. C, D, U, O ont une courbe ; B, S en ont deux. E, M, Z ont un tour carré. P et F sont hauts, J et L sont bas, etc., etc.

Outre sa valeur préparatoire aux exercices correcteurs de la myopie, cet exercice offre un premier aspect de ce que sont les *révisions*, telles que le chapitre 4 les a exposées.

■ Ensuite, il faut reprendre l'habitude de *détailler* les objets. La majorité des myopes ont perdu cette habitude, parce que les éléments de second et d'arrière-plan, flous et nuageux, découragent le pouvoir scrutateur de la *fovea*, par leur absence de contrastes. Pour l'œil, ces objets sont aussi peu engageants que des aliments sans sel ni épices, pour le palais. Hormis les objets très rapprochés, sur lesquels elle conserve, à l'œil, un léger frémissement discriminateur de l'axe de vision, la *fovea* devient paresseuse.

On peut la réanimer en comptant, le plus rapidement possible, une série d'objets ou de détails semblables. Peu importe, bien sûr, que l'addition soit juste ou fausse. Le tout est de rééduquer la *fovea* à détailler une série, sans sautillements ressentis, à l'aide du seul frémissement involontaire des segments lisses, dont la fréquence est si rapide qu'on ne la sent naturellement pas se produire.

Et quoi compter ? Les rayures ou les motifs d'un papier mural, les éléments d'un grand radiateur, les fentes des persiennes métalliques, les livres sur les rayons de la bibliothèque, les fenêtres des wagons d'un train qui passe, les têtes des spectateurs, dans une salle, ou les fauteuils vides, quand le programme attire peu de monde. En plein air, comptez les arbres d'un mail, les isolateurs sur un gros poteau téléphonique, les bêtes d'un troupeau.

■ Intéressez-vous, systématiquement, à ce qui est loin, plus qu'à ce qui est près. N'attendez pas d'être à un mètre d'une affiche ou d'un dessin pour en tenter l'interprétation. Chassez tout complexe d'infériorité, quand vous les avez vus ou lus de travers, en recherchant les échos humoristiques de vos quiproquos.

En vous approchant, goûtez le plaisir de voir les détails se multiplier, les points d'intérêt foisonner. Expérience après expérience, ralentissez votre approche : votre profondeur de champ de vision nette s'approfondira, sans effort.

Voici quatre exercices destinés à atténuer la myopie, en progression lente, étalée sur plusieurs mois. Il va de soi que la première qualité requise est la *persévérance*.

L'exploration de la pièce

Pratiquez votre entraînement dans une pièce en longueur, peu meublée au centre, mais bien fournie le long des murs, largement éclairée. Confortablement assis à un bout, observez, d'abord, les objets les plus proches de vous, à droite, puis, à gauche. Analysez-les soigneusement, fermez les yeux et « révisez-les », pendant dix secondes, en tournant la tête vers l'endroit où ils se trouvent effectivement. Laissez leurs images s'estomper, en pratiquant une *respiration revigorante* (aspiration du ventre, en deux secondes, du thorax, en deux autres, des épaules, en deux nouvelles ; immobilité, pendant quatre secondes ; expiration des épaules, en quatre secondes, du thorax, en deux, du ventre, en quatre ; repos de quatre secondes, poumons vides et ventre plat.

Recommencez, en sélectionnant deux objets, l'un à droite et l'autre à gauche, un peu plus éloignés que les premiers. Même analyse, les yeux ouverts et bien mobiles, et même *révision*, les yeux clos et la tête tournée vers eux.

Etape par étape, les paires d'objets sélectionnés deviennent moins nettes, moins explicites. Votre mental se met en action pour suggérer un contour, un détail, une couleur que vous *supposez* exister. S'il y a doute, à partir d'une certaine distance, levez-vous, allez vérifier de près, revenez à votre siège et recommencez l'observation. L'image reçue est toujours meilleure que la première fois.

Coupez toutes ces étapes par de fréquentes *révisions* et un peu de *palming*, dès que vous vous sentez crispé, pendant le temps d'une *respiration revigorante*. Sans le savoir, vous associez, alors, le Jnâna-Yoga au Hatha-Yoga, la conscience à l'exercice physique.

Ne pratiquez pas cet exercice plus de dix minutes par jour : c'est suffisant. Au bout de deux semaines, votre pouvoir accommodateur sera déjà suffisamment étendu pour que vous persévériez, en confiance et avec plaisir, jusqu'à disparition quasi-totale de votre myopie.

La bonne façon d'aller au cinéma.

Le cinéma est une excellente façon de traiter la myopie, à condition d'oublier ses lunettes, en y allant.

L'art de l'utiliser consiste à fréquenter la même salle, semaine après semaine, les soirs où il y a le moins de monde, pour pouvoir choisir votre place. Vous commencerez par l'orchestre où, d'instinct, vous prendrez un fauteuil des tout premiers rangs, bien au centre.

Détaillez volontairement ce que vous voyez sur l'écran et n'hésitez pas à « lâcher » les personnages principaux pour suivre les autres, en retrait : rôles épisodiques et figurants. Lorsque le héros est seul, notez les fonds de décor, les meubles, les découvertes par les fenêtres ou les fonds de paysages.

Contrairement à une idée reçue, le cinéma n'est pas nuisible pour les yeux. Il stimule très bien les minuscules battements de la *fovea*, parce que les points de brillance sont constamment mobiles et que les interruptions entre images sont deux fois moins fréquentes que celles de la lumière sur courant alternatif.

S'il est moins recommandable pour les enfants, c'est seulement parce que, sauf programmes spéciaux à leur intention, leur vision complète (oculaire et mentale) se crispe sur des épisodes violents ou peu compréhensibles.

Au cours des semaines, donc, éloignez-vous progressivement de l'écran. Lorsque les images reçues perdent leur netteté, respirez profondément et fermez à demi vos paupières : leur précision réapparaît.

Lorsque vous pourrez suivre un film du vingtième rang de fauteuils, votre guérison sera en excellente voie. Si la salle comporte un balcon, allez-y, la semaine suivante. Une vision horizontale ou plongeante est toujours plus aisée qu'avec les yeux ou la tête levée, quand ce ne serait que par la meilleure position des vertèbres et des muscles du cou.

Allez, de préférence, à la première séance, si le spectacle est permanent. Si votre adaptation, au début du film, est ardue, faites un peu de *palming*, par intermittence. Laissez passer l'entracte, revoyez le début et, cette fois-ci, fermez les yeux, pendant deux ou trois scènes que vous aviez regardées à la première séance. Vous les « réviserez » au son, les répliques ou les bruits rappelant les images, à la cadence et dans l'ordre primitivement enregistrés.

Enfin, vous constaterez, par vous-mêmes, que si le film est bon (c'est-à-dire, s'il VOUS plaît), les images reçues sont bien meilleures que lorsqu'il vous ennuie. Cela confirme, une fois encore, la suprématie de l'affectivité mentale sur la sensibilité oculaire, surtout chez les myopes.

Les poteaux téléphoniques

Cet exercice est à pratiquer dans un village ou une banlieue où le réseau est tendu sur des poteaux ou

La vision et l'évaluation des distances / 103

pylônes distincts, non scellés aux façades des maisons. Il n'a son plein effet qu'au soleil.

Placez-vous de façon à voir la file des poteaux, de trois-quarts, le soleil étant dans votre dos. Avant et après l'exercice, faites un *palming* de trente secondes, suivi d'un *ensoleillement* (1re étape décrite au chapitre 3), durant une minute.

Regardez le pied du poteau le plus proche. En accompagnant votre axe visuel avec votre tête, détaillez lentement le bord droit du poteau, de la base au faîte. Comptez les isolateurs et redescendez, en suivant le bord gauche. Au passage, notez tous les petits détails visibles : nœuds du bois ou éclats du ciment, taches et cailloux au pied, dessin que vous suggère la dissymétrie des isolateurs.

Regardez le sommet, de nouveau. Glissez le long des fils. Lorsque vous voyez la partie la plus basse de leurs arcs, comptez-les. Faites glisser votre regard jusqu'au poteau suivant et détaillez-le comme le premier, en prenant conscience de son plus grand éloignement. Fermez les yeux, décontractez-vous, respirez.

En rouvrant les yeux, faites glisser votre regard le long des fils, plusieurs fois, entre le premier et le second poteau, puis, poussez jusqu'au troisième, par les fils.

En répétant l'exercice, jour après jour, vous arriverez à mieux voir l'intervalle des 6e et 7e poteaux que vous ne discerniez le premier, au début. Complétez, alors, l'exercice en «télémétrant», poing fermé, leurs distances, après leur avoir assigné une hauteur moyenne vraisemblable.

Le calendrier

1⁰ Munissez-vous d'un grand calendrier mural, à feuillet mensuel, où les jours du mois sont précédés d'un chiffre bien visible, et de deux petites balles. Fixez le calendrier sur un portemanteau, avec des punaises, pour pouvoir le laisser pendre, sous bon éclairage, à la limite de votre vision distincte.

Apprenez (ou réapprenez) à jongler avec les deux balles, à hauteur de vos yeux. C'est très facile, si votre regard accompagne toujours la balle qui est en l'air, sans se soucier de celle que votre main gauche passe, pendant ce temps, dans votre main droite. Tâchez de suivre leur parabole d'un bout à l'autre, en déplaçant toute votre tête.

Après quelques minutes d'entraînement avec vos balles, posez-les. Pratiquez un *palming* et un *ensoleillement*. Reprenez vos balles, placez-vous à la distance-limite du calendrier, celle où vous ne confondez pas les chiffres et jonglez, une fois. Aussitôt la balle attrapée par votre main gauche, *lisez* le chiffre 1 sur le calendrier. Jonglez, deux fois, et lisez le chiffre 2 ; trois fois, puis, le chiffre 3 et ainsi de suite. Tous les trois chiffres, arrêtez-vous, fermez les paupières et respirez.

Résistez à la tentation de lire le chiffre *avant* que la balle ait terminé son dernier bond correspondant. A mesure que le nombre augmente, les chiffres deviennent plus nets. Dès qu'ils le sont, reculez d'un pas, avant de continuer. Si vous n'avez qu'un œil myope, couvrez-vous l'autre avec un bandeau, pour exécuter cet exercice, amusant et profitable. C'est Aldous Huxley qui l'a mis au point.

2⁰ Conservez le grand calendrier mural et prenez maintenant un petit calendrier de poche. Asseyez-vous à la distance-limite de netteté du grand, correctement éclairé. Tenez le petit dans une main, à 15 cm de votre œil le plus myope, après un *palming* et un *ensoleillement* (que vous pouvez pratiquer, à la rigueur, près d'une lampe électrique dépolie, de 75 watts).

Regardez, d'abord, de part et d'autre du petit chiffre 1 du calendrier de poche, puis, très vite, faites sauter votre regard sur le 1 du grand calendrier, pour le détailler de la même façon. Fermez les yeux, balancez doucement la tête, en respirant profondément.

Ne vous inquiétez pas si le grand 1 était flou. N'insistez pas et continuez avec les «2», petit et grand. N'arrêtez surtout pas de respirer, en regardant. Vers le 6 ou le 8, les gros chiffres vont devenir nets. Allez jusqu'à 15 et reposez-vous. Au bout de six séances, vous pousserez jusqu'à 20. A partir de ce moment, vous verrez que votre distance «de départ», du grand calendrier, aura doublé.

Les verres pour la myopie

Si un enfant myope vous demande : « Est-ce que je peux poser mes lunettes et ne plus les remettre, jamais ? », répondez catégoriquement NON.

Une myopie peut s'atténuer, voire se guérir, mais par étapes, avec toute la prudence qu'imposent des organes aussi complexes et délicats que les yeux. Les exercices précédents peuvent être abordés avec confiance, s'ils sont pratiqués à bon escient, c'est-à-dire comme des *récréations* de la vue, s'intercalant dans une vie courante où le port de lunettes subsiste, néanmoins, souvent.

Par contre, dès qu'un progrès sensible se manifeste, il faut consulter un spécialiste qualifié pour faire réduire la divergence des verres utilisés. C'est la seule façon de consolider les résultats obtenus. Vous le sentez très bien en lisant avec des lunettes pour myopes : elles vous contraignent à éloigner anormalement le texte. Enlevez-les : vous pouvez rapprocher votre livre et la dimension relative des caractères augmente, ainsi que leur lisibilité.

Les myopes, en particulier, ne doivent jamais abandonner leurs lunettes pour circuler à bicyclette ou en automobile conduite par eux. La tension mentale du pilotage se répercute sur les yeux, beaucoup plus vite que dans les autres actes usuels, à cause du danger latent et fortuit qui environne le conducteur. Ce n'est que lorsque la puissance des verres est tombée entre « moins une » dioptrie et zéro que l'on peut se risquer à conduire sans lunettes. Et, encore, est-il prudent de les reprendre, dès que le jour tombe, comme pour conduire la nuit.

Il vous reste beaucoup d'occasions pour tenter de vous en affranchir : tous les travaux à effectuer de près, les repas, votre toilette, vos déplacements en tant que passager, vos lectures, etc. Travaillez, alors, à l'œil nu : votre acuité visuelle s'accroîtra et vos yeux apprécieront ces heures de liberté.

CHAPITRE VII

Les troubles de la vision rapprochée

A partir de la quarantaine, beaucoup de personnes ne peuvent plus lire qu'en éloignant les livres ou les journaux, presque à bout de bras. C'est le trouble appelé *presbytie*.

Il provient d'un raidissement permanent de tous les muscles de l'œil, qui n'arrivent plus à se décontracter complètement. Les muscles ciliaires effacent les courbures du cristallin. Ce dernier ne *converge* plus assez : les images qu'il élabore sont interceptées par la rétine, trop près de lui pour être nettes. En outre, les quatre muscles droits «tassent» le globe oculaire et rapprochent anormalement la rétine du cristallin. Les muscles obliques, extenseurs antagonistes habituels des muscles droits, sont vaincus et cèdent du terrain.

Il ne faut surtout pas croire que c'est une rançon inévitable de la longévité. Avec une hygiène générale de vie bien comprise et, surtout, ce détachement souriant que connaissent les adeptes du Yoga, la presbytie peut s'éviter ou, tout au moins, se retarder largement.

On cite, entre autres, les très vieilles religieuses dentellières belges, artistes du «point de Bruxelles», travaillant sans lunettes à quatre-vingts ans et plus, simplement parce qu'elles avaient toujours œuvré à la lumière solaire, en pleine quiétude d'esprit. Rien, depuis tant d'années, n'avait crispé leurs regards ou troublé leur sérénité.

Dès que la presbytie apparaît, il est très utile de vous engager, vis-à-vis de vous-même, à respecter cinq principes que voici.

1° Respirez régulièrement et profondément, dès que vous travaillez de près.

2° En lisant, pensez à décontracter vos paupières et à acquérir la sensation de « douceur du regard » : sourcils défroncés, cillements lents et fréquents.

3° Prenez conscience de l'*humidité* de votre cornée, entretenue par les cillements ; elle élimine les picotements et les sensations de « grains de sable » que la lecture prolongée apporte souvent.

4° Dans le courant de la journée, dès que vous, avez regardé un certain temps au loin (marche, voiture, train, etc.) ramenez votre regard sur un objet très proche (vos ongles, votre bracelet-montre, etc.).

5° Analysez soigneusement, comme si vous vouliez en graver les détails dans votre mémoire, les objets qui sont à la limite de votre vision rapprochée. La vibration d'axe commandée par la *fovea* se maintiendra partiellement sur ceux qui sont encore plus près.

Plus encore qu'aux myopes, tous les exercices de décontraction mentale (chap. 4) conviennent aux presbytes. Pour le comprendre, il faut revenir d'abord à deux faits, l'un physiologique et l'autre mental.

Le fait physiologique se mesure dans la différence entre deux sortes de troubles de la vision *rapprochée* (objet situé, par exemple, à moins d'un mètre).

Le premier trouble peut atteindre des personnes jeunes. On le nomme, alors, *hypermétropie*. L'œil hypermétrope est une chambre noire dont la lentille (et, selon Bates, la longueur) ne s'adapte plus aux courtes distances, *tout en n'utilisant pas totalement son pouvoir d'adaptation sur les objets très éloignés* (objets dits, présomptueusement, « à l'infini »).

Avec un verre grossissant convenablement choisi, l'œil hypermétrope replace, dans le plan de sa rétine, l'image nette qui, sans verres, se formerait *derrière*. Il voit donc convenablement les objets très rapprochés (entre 1 m et 20 cm, par exemple), tout en continuant de pouvoir accommoder sur les objets très éloignés, puisqu'il avait une réserve d'adaptation inemployée aux grandes distances.

L'œil presbyte, par contre, voit mal de près, mais n'a pas de réserve d'adaptation aux grandes distances. S'il utilise un verre grossissant, il perd en netteté, au loin, ce qu'il gagne de près. Pour voir nettement partout, il lui faut des verres doubles, grossissants dans leur moitié inférieure et neutres ou *rapetissants* dans leur moitié supérieure. Les photographes diraient qu'un tel œil a une profondeur de champ raccourcie « aux deux bouts ».

Selon les conceptions du Yoga mental, on peut très souvent rattacher la myopie, l'hypermétropie et la presbytie à des aspects de la personnalité. Ces troubles sont presque toujours organiques ET psychologiques, sans que l'on sache nettement si c'est l'œil ou le mental qui a commencé à hésiter.

Le myope est un être appliqué, observateur, minutieux et loyal avec lui-même. Il veut connaître à fond ce qui l'entoure directement, y passer un maximum de temps. Il refuse donc, inconsciemment, ce qui est trop loin, trop général, pour que cela ne vienne pas brouiller l'enchaînement de ses observations et de ses déductions. Le myope est un *analyste* honnête, conscient de ses limites. L'enfant surmené, bombardé d'informations trop disparates et trop denses pour lui, devient myope par auto-défense. Il peut, ensuite, devenir un adolescent et un adulte timoré et peu sûr de lui, devant les problèmes généraux : il est illogique de l'accuser de manque d'énergie ou de « volonté », car la faute initiale incombe au système éducatif, et non à lui-même.

L'hypermétrope est un être impatient de « connaître », assoiffé de généralités, agacé de devoir passer par trop de détails avant de percevoir des ensembles de faits. D'emblée, il veut voir les choses de haut. Il regarde et il pense tout de suite « une chaîne » ou « un arbre », sans détailler les maillons de la première ou les feuilles et les rameaux du second. L'hypermétrope est un *synthétiste*, audacieux et pressé. Son refus des détails modifie son champ visuel : dans la vie courante, c'est la rançon de sa largeur de vue et de sa vitesse de décision particulières.

Le presbyte, enfin, est généralement un sujet âgé. Si sa vue est faible « aux deux bouts », c'est aussi souvent imputable à une vie mentale épuisante qu'à de mauvaises conditions d'emploi de ses yeux. S'il entreprend de bien transformer son hygiène physique et mentale, sa vue reprend un champ plus étendu et, souvent, presque normal. S'il se défend contre la frénésie ambiante, qui croît géométriquement avec le progrès technique, il retrouvera le goût et le rythme des observations minutieuses bien menées : ses yeux « suivront » pour voir de près. Si, l'expérience de l'âge aidant, il reprend plaisir aux harmonies d'ensemble, vastes paysages paisibles, ensembles décoratifs classiques, ses yeux «suivront» aussi, pour voir de loin. Au deux bouts, donc, l'espoir subsiste.

Quelques conseils pour les yeux «âgés»

Pratiquez fréquemment le *balancement* de l'éléphant sous lumière vive ou, mieux, au soleil. Il vous prépare pour un *palming* fructueux.

Mettez-vous en position mentale convenable pour que vos *palmings* soient de véritables *méditations,* au sens du Yoga. Ne considérez jamais ces *palmings* comme des obligations qui vous font perdre du temps, temps pendant lequel vous «pourriez» faire autre chose.

IL EST TOUJOURS EXCELLENT, POUR LA VUE, DE PASSER DIX MINUTES, LES YEUX CLOS, EN PENSANT A UNE CHOSE AGREABLE OU ETRANGERE AUX PROBLEMES LATENTS.

Faites-le à l'aise, si possible allongé, les coudes et les épaules posés sur des coussins pour décontracter totalement vos bras et vos mains. Même si vous n'avez pas essayé les *respirations dirigées* du Yoga, vous prendrez instinctivement un rythme respiratoire, personnel et spécial, qui sera celui de VOS *palmings.*

Vous serez alors prêt pour exercer vos yeux.

■ L'exercice le plus courant est la *lecture,* mais sous certaines conditions que voici :

1° Vous ne devez jamais vous *efforcer* de voir un caractère ou un mot imprimé. Il faut que ce soit spontané. Sinon, vos efforts n'aboutissent qu'à rendre plus défectueuse la sensation reçue.

2° Abandonnez toute gesticulation des paupières et des sourcils, par laquelle vous croiriez pouvoir améliorer l'image reçue. Les paupières en fente, filtrant la lumière, et les sourcils froncés, comprimant le globe oculaire, sont des fatigues et des crispations surajoutées, qu'il faudra ensuite résorber.

3° Vos lectures doivent être poursuivies sous une lumière abondante. Chaque fois que c'est possible, faites-les au soleil, sous un angle éliminant les réverbérations.

4° Arrêtez-les assez fréquemment, pour ne jamais atteindre la crispation. Cette dernière s'annonce lorsqu'un signe typographique défectueux ou un défaut du papier « cale » votre regard plus de deux secondes. Effectuez, aussitôt, un peu de *palming* ou l'un des différents exercices qui suivent, choisi selon votre convenance personnelle, c'est-à-dire selon votre instinct du moment.

■ Parmi les exercices du chapitre précédent, la deuxième formule du « calendrier » est excellente pour la presbytie, en la modifiant comme suit :

Le *petit* calendrier, à regarder de près, ne sera pas choisi *trop* petit. Il doit rester lisible, tenu à bout de bras. C'est votre bras qui le rapprochera, jour après jour, au cours de vos progrès. Lisez les chiffres par trois fois (le 1 du petit calendrier ; le 1 du grand ; puis, de nouveau, le 1 du petit). Ainsi, vos yeux travaillent deux fois plus de près que de loin. Entre chaque triple lecture (1, 1, 1 ; 2, 2, 2, ; etc.) fermez les yeux et respirez profondément. Au début, ne vous inquiétez pas des imperfections de vos lectures « de près ». Discernez simplement les chiffres, et ce sera très bien. La netteté apparaîtra plus tard.

Il faut bien comprendre que toute *lecture* est une interprétation de signes noirs sur fond blanc, ou l'inverse. Tenez, au soleil, un carton épais, du format de cette page. Parcourez-le du regard, en dirigeant le mouvement avec le bout de votre nez, en travers, d'abord, en hauteur ensuite. L'avez-vous instinctivement tenu à bout de bras ? Essayez de le rapprocher en continuant à le parcourir : ce n'est pas pénible, puisque aucun signe ni détail *n'accroche* le va-et-vient. Et, cependant, votre accommodation progresse vers le « près », par convergence du regard au cours du rapprochement.

Pas d'effort, pas d'association d'idées. Le blanc, rien que le blanc. Là est le secret de la redécouverte d'une vision rapprochée. Et, pour les adeptes du Yoga mental, c'est aussi le secret du « balayage de la conscience », première étape de toute méditation.

Comment lire « entre » et « sur » les lignes

Vous vous exercez avec le premier des tableaux qui se trouvent à la fin de ce volume. Il comporte des paragraphes numérotés, en caractères de tailles décroissantes de 1 à 10, partant de 4,5 mm pour tomber à 0,6 mm.

Si vous êtes soigneux (les adeptes du Yoga le sont naturellement) vous pourrez le détacher du volume proprement, et le ranger à part, en dehors de vos séances d'entraînement.

Employez-le sous bon éclairage. Tenez-le, d'abord, à l'envers et parcourez son dos blanc, uni, comme c'est expliqué ci-dessus. Fermez les yeux, respirez, retournez-le et rouvrez les yeux sur le paragraphe en caractères microscopiques, au bas de la page.

N'essayez pas de lire, mais parcourez les couloirs blancs qui séparent les lignes, de gauche à droite, en jouant à « sortir » dans la marge blanche pour reprendre le couloir suivant. Fermez les yeux, cinq secondes, après chaque aller et retour de deux couloirs.

Vous commencerez probablement à bout de bras : plus près, ce paragraphe n'est qu'un pavé gris confus. Mais, au bout de cinq ou six séances quotidiennes de cinq minutes, incluant trois minutes de repos inégaux, pris les yeux fermés, le pavé devient une grille horizontale, dès le premier regard. Après deux semaines, les majuscules et les chiffres émergent de la grisaille de la première et de la dernière ligne. Ce jour-là, vous essayez de lire la dernière ligne du paragraphe 10, sans insister.

Refaites ces parcours d'interlignes avec les paragraphes 10, 9, 8, en remontant. Après chacun, fermez les yeux vingt secondes et « révisez » les espaces, non les lignes, que vous ne cherchez pas à lire.

A l'improviste, une des lignes grises *devient* des

caractères d'imprimerie, presque toujours pendant une « révision » pensée, et non pendant une observation directe. Vous venez d'améliorer votre accommodation rapprochée. C'est un feu vert pour la suite.

Vous reprenez, alors, les caractères *lus*, des plus gros à de plus petits, jour après jour, progressivement. A la fin de chaque séance, notez la date et le numéro du paragraphe le plus fin, lu, sans effort, au moins deux fois, sans sourciller ni baisser les paupières.

Lisez lentement, en décomposant. Comptez UN sur le premier mot, fermez les yeux, rouvrez-les et regardez le second mot en comptant DEUX. Pourquoi ? Parce que, les yeux fermés, votre accommodation était repartie au loin. En les rouvrant, elle se rapproche. C'est ce va-et-vient, ensemble de décontractions musculaires de plus en plus poussées (vision de près), qui forme l'assise du traitement.

Si vous ne vous sentez pas parfaitement libre, si une impression de déséquilibre subsiste (presbyties inégales des deux yeux), travaillez vos yeux séparément, l'un après l'autre. Vous noterez, alors, des numéros de paragraphes différents, pour chaque œil, à la même date. Les jours suivants, faites travailler, deux fois plus longtemps, le plus faible.

Une vision, même faible, doit toujours tendre à retrouver, d'abord, un maximum de symétrie.

Caractères « lus » et caractères « pensés »

Les études scolaires, professionnelles, techniques, tout comme les lectures d'information et de délassement se font en majeure partie sur des textes imprimés. Les caractères de ces textes sont-ils mentalement *acquis* ? Moins qu'on ne le croit.

Prenez un papier et un crayon. Vous lirez attentivement la phrase suivante, vous fermerez ce livre et vous essaierez de la récrire comme vous l'avez VUE.

Quel prodige qu'un bon œil !

Allez...

Regardez ce que vous avez écrit. Même si vous avez approximativement reproduit les caractères d'imprimerie, les petits crochets, en haut et à gauche de l'u, de l'l, du p, du d, de l'i, de l'n et du b, votre g est mal bouclé, en bas, et les proportions des lettres entre elles sont inexactes.

Que se passe-t-il ? C'est que l'on enregistre, on « lit » des caractères typographiques, mais qu'on les « pense » presque toujours sous leur forme manuscrite, la seule qu'on puisse facilement répéter.

Il y a donc, au départ, entre œil et conscience du mot lu, une traduction de la forme des lettres, puisque le mental préfère le manuscrit au typographique. On comprend le typographique mais on ne le *retient* pas. Si l'on voit mal de près, à tailles et nettetés égales, les mots imprimés exigent plus d'effort de discernement que les mots en écriture courante.

Pour pallier cette déficience, consacrez quelques courtes séances régulières à bien vous mettre « en tête » les formes et les détails des caractères imprimés sur le tableau 2, à la fin de ce livre. Apprenez à les discerner, moins comme des visages de personnes croisées dans la rue que comme des éléments qui peuvent prêter à confusion et qui sont, cependant, différents par un petit détail (b et h, u et n, e et o, z et s, etc). Ensuite, à la lecture rapide, votre mental notera, en un centième de seconde, CE détail et ce détail seul, le reste de la lettre offrant beaucoup moins d'ambiguïté.

Maintenant, si vous éprouvez une réelle difficulté à lire un texte, imprimé en caractères moyens (minuscules de 1,5 mm), placé à moins de 50 cm de vos yeux, alors que vous pouvez en approcher un carton blanc, sans gêne, à 20 cm, votre champ d'accommodation s'améliore facilement à l'aide des exercices suivants. Il y en a une demi-douzaine : comme dans tous les Yogas, physiques ou mentaux, c'est VOUS qui devez choisir expérimentalement les deux ou trois qui vous conviennent le mieux. Vous les reconnaîtrez à ces détails :

☐ ils ne vous paraissent pas fastidieux,
☐ ils ne vous contractent pas.

Les lignes de la main

Couvrez votre meilleur œil, en *palming*, d'un seul côté, la paume en coque assez creuse pour qu'il s'ouvre et se ferme librement, en même temps que l'œil non couvert.

Ouvrez l'autre main à longueur de bras et faites miroiter votre paume étalée. Notez minutieusement, pendant trente secondes, les lignes que vous y voyez. Des plus marquées aux moins visibles, jouez à les nommer, comme les diseurs de bonne aventure : ligne de vie, lignes de tête, de cœur, etc.

Fermez les deux yeux et « révisez » les lignes mentalement. Respirez profondément, approchez votre paume de 10 cm et recommencez : observation, « révision », respiration.

Par étape, vous arrivez à 15 cm de votre nez. Changez, alors, d'œil et de main, pour répéter l'exercice. Respirez à fond, faites un *palming* complet, d'une minute et exécutez l'exercice, une troisième fois, avec les deux yeux en action. Vous constatez tout de suite, que vous n'avez plus besoin de partir à bout de bras pour voir les *lignes* nettes. Cependant, n'approchez pas votre paume à moins de 25 cm, car vous loucheriez, ce qui provoque toujours une crispation supplémentaire.

Les empreintes digitales

Partez comme pour l'exercice précédent, mais centrez votre observation sur l'empreinte digitale de votre index, accentuée, si nécessaire, avec un peu de mine de crayon grattée ou un frôlement sur un papier-carbone de bureau.

Coupez bien les étapes de rapprochement vers vos yeux par les respirations et « révisions » indispensables. Ne vous écarquillez jamais et cessez la progression AVANT qu'elle soit pénible. Ici la décontraction mentale est complète, parce que l'empreinte digitale n'a aucune signification par elle-même : c'est un contour, un *fait* isolé, ni inquiétant ni suggestif. L'image reçue par le mental frôle simplement l'imagination, sans la lancer dans une chaîne fatigante d'analogies (« Cela me rappelle... », « On dirait... », « Est-ce bien telle chose ?.. », etc).

Exécuté au soleil de préférence, cet exercice est néanmoins efficace en tout lieu, à toute heure, pourvu que l'éclairement soit bon.

Les cure-dents

C'est un exercice de *focalisation*, de vision brève, en un point de l'espace. Au début, n'essayez même pas de « voir » ces points « nets » : ce n'est pas votre but essentiel. Ils se préciseront avec la pratique.

Munissez-vous de deux cure-dents en bois dont vous teinterez les pointes, l'une en vert et l'autre en rouge. Tenez-les verticalement, le rouge dans la main gauche et le vert dans la main droite, les mains écartées de 60 cm, à 50 cm de vos yeux.

Fermez les yeux et tournez doucement la tête, en pointant alternativement votre nez dans la direction « pensée » de vos mains. Gauche... droite... gauche... droite... Tous les cinq mouvements, ouvrez brièvement les yeux pour *voir* une des pointes : un... deux... trois... quatre... ROUGE... un... deux... trois... quatre... VERT... un... deux... etc.

Pendant les balancements aveugles, « révisez » la dernière image reçue, tout en rapprochant vos mains l'une de l'autre, 10 cm par 10 cm. Efforcez-vous de bien séparer les images brèves, les *flashes*, vertes et rouges. Continuez de les distinguer lorsque les cure-dents sont l'un contre l'autre. Choisissez, alors, le rouge OU le vert, *avant* d'ouvrir les yeux. Inutile de rechercher une image très nette des pointes : la différence de couleur suffit. Faites-le quatre fois, fermez les yeux et rouvrez-les sur un texte imprimé moyen (paragraphe 4 du tableau I, par exemple) placé à 50 cm de vos yeux. Il est beaucoup plus net et, souvent, *lisible* pendant une minute.

Si vous êtes très décontracté, en pratiquant cet exercice une fois par jour, la netteté du texte doit être durable au-delà de la septième séance. Vous pourrez, alors, passer au suivant.

La lecture aux deux échelles

N'entamez ces exercices que lorsque vous pouvez lire sans hésiter les paragraphes 4 et 5 du tableau 1, après avoir posé vos lunettes.

Il s'exécute, naturellement, après quinze « balancements de l'éléphant », deux minutes d'ensoleillement et une minute de *palming*, exercices détaillés tous trois au chapitre 3. Il met en œuvre les tableaux 3 et 4, qui se trouvent à la fin de ce livre.

Que sont ces deux tableaux ? Deux impressions d'un même texte, à des échelles très différentes. Détachez-les soigneusement de ce volume, car vous allez les utiliser l'un à côté de l'autre. Vous les tiendrez sous bon éclairage, de préférence au soleil, si c'est possible, au minimum de distance de votre vision distincte du plus grand, soit 40 à 50 cm *au plus,* si vous déchiffrez vraiment les paragraphes 4 et 5 du tableau 1, à l'œil nu.

1° Commencez par parcourir les marges, seules, du tableau 3 : de bas en haut à gauche, en travers au-dessus, de haut en bas à droite, en travers au-dessous. Recommencez plusieurs fois, sans vous arrêter. Ne cherchez à lire aucun caractère au passage. Ne suivez que les marges.

2° Répétez l'exercice avec le tableau 4, ce qui est presque reposant car les marges sont beaucoup plus larges.

3° Revenez, alors, au tableau 3, que vous rapprocherez de 10 cm. Il est trouble : n'essayez pas de lire, mais examinez-le dans son ensemble, de haut en bas et de bas en haut. D'une ligne à l'autre, certains espaces s'empilent, formant des suites sinueuses, des lézardes claires dans le rectangle gris. Notez les positions et les formes des trois ou quatre principales et fermez les yeux, pendant vingt secondes, pour les «réviser».

4° Rouvrez les yeux sur le tableau 4 et entraînez-vous à retrouver ces mêmes lézardes claires, à l'échelle réduite.

5° Revenez au tableau 3. Suivez lentement l'intervalle compris entre le titre et la première ligne. Au passage, comptez les mots du titre, toujours sans chercher à les lire.

6° Sautez au tableau 4 et comptez-y les mots du titre microscopique.

7° Revenez au tableau 3 : le titre est devenu *lisible*. Détaillez-y un mot, retrouvez-le sur le tableau 4. Lisez-en un second, retrouvez-le en petit sur l'autre tableau et ainsi de suite.

8° Entamez les phrases du corps du texte. Répétez les mots, à haute voix, en essayant de les suivre sur le tableau 4, mais ne vous y attachez pas lorsqu'ils restent flous. Si vous « perdez » la ligne correspondante, soulignez-la en recouvrant le bas du texte avec un carton blanc, qui glissera au fur et à mesure.

Faites tout cela en *jouant.* Il faut que ce ne soit jamais un pensum ou un agacement. Un jour, inopinément, le petit texte devient aussi lisible que son grand frère. Ce jour-là, même si cela ne dure que cinq minutes, vous ressentez une impression de décontraction et de *clairvoyance* extrêmement agréable : ce vieillissement des yeux, que vous pensiez inévitable, vous semble désormais réversible et curable...

La révision des petits caractères

Cet exercice s'inscrit dans une progression raisonnée de VOTRE entraînement. Ne l'effectuez que lorsque vous aurez réussi, au moins une fois, le précédent (« lecture aux deux échelles »).

Vérifiez, d'abord, vos souvenirs des minuscules

imprimées, à l'aide du tableau 2 : formes, boucles, ressemblances, etc, comme cela est expliqué au paragraphe « caractères *lus* et caractères *pensés* » de ce présent chapitre. Posez le tableau 2 et reprenez le tableau 1.

Il est probable que vous y lisez, sans trop de confusion, toutes les tailles de lettres jusqu'aux numéros 9 et 10. Le petit *pavé* final reste flou ? Prenez une loupe et déchiffrez-le, mot à mot. Puis, parallèlement, recopiez-le sur une grande feuille de papier en respectant, ligne après ligne, sa « composition », mais à grande échelle, et en écriture manuscrite, comme si vous écriviez une lettre à quelqu'un.

Lorsque c'est fait, reposez-vous par un ensoleillement et un *palming*, puis, sous bonne lumière, tenez, côte à côte, le tableau 1 et votre copie manuscrite agrandie du petit *pavé*.

1° Relisez les cinq ou six premiers mots de votre copie. Fermez les yeux et révisez ces quelques mots, deux fois. La première, tels que vous les avez écrits ; la seconde, en les imaginant *imprimés en minuscules*. Enoncez les mots à haute voix, même lorsqu'ils ne veulent pas se convertir, complètement ou en partie.

2° Continuez avec les cinq ou six mots suivants. Insistez sur le détail des caractères d'imprimerie « pensés ». Regardez, alors, le petit *pavé* et essayez d'y trouver vos fautes de transcription, mais, cette fois-ci, SANS loupe.

3° Reposez-vous, en *palming* d'une minute, après chaque phrase (toutes les lignes ou toutes les lignes et demie).

Les premières fois, ne dépassez pas les deux premières phrases. Si cela ne « vient pas », renvoyez vos essais à la semaine suivante et continuez, entre-temps, les exercices de décontraction générale. Les femmes, surtout avant la ménopause, ne pratiquent utilement cet exercice qu'en période folliculinique.

Lorsque vous arrivez à déchiffrer et à « réviser » tout ou partie du *pavé* final du tableau 1, votre vision normale rapprochée peut être considérée comme retrouvée. Il ne reste plus qu'à l'entretenir, à l'aide de l'exercice suivant.

Les mille-et-un coups d'œil

Lorsque, presbyte, vous avez pu rapprocher votre minimum de vision nette, de un mètre, au départ, à cinquante centimètres, après entraînement, par exemple, il peut arriver que les images perçues, bien que bonnes, se dédoublent et, même, se triplent ou se quadruplent. C'est dû à des ruptures passagères du parallélisme des deux axes de vision. Les muscles *droits latéraux*, agités de petits spasmes, ne coordonnent plus leurs déplacements.

Si cela se produit, entraînez-vous, pendant quelques jours, et dix minutes chaque jour, à l'aide du tableau 5, de l'une des trois façons suivantes. Le tableau 5 ne contient, sept fois répété en signes de tailles décroissantes, que le nombre 1 0 0 1.

A. Première version de l'exercice

1. Décontractez-vous en effectuant une cinquantaine de « balancements de l'éléphant ».

2. Asseyez-vous, sous bonne lumière venant pardessus votre épaule gauche, après avoir pris le tableau 5. Commencez par un *palming* d'une minute, en pensant à une jolie chose. Il faut que vous sentiez vos paupières libres et vos sourcils bien en place, non pesants. Respirez lentement et profondément, pendant tout l'exercice.

3. Baissez les mains, ouvrez les yeux et regardez le plus gros des « 1 0 0 1 ». Refermez les yeux et « révisez-le » : revoyez mentalement le 1 des mille, le 1-tout-seul et les deux zéros qui les séparent. Allez de l'un à l'autre : les zéros semblent glisser à gauche, puis, à droite de votre axe de vision. Laissez-les se mouvoir, en notant, au passage, le corps rond, blanc, tout simple, de leur présence mobile.

4. Rouvrez les yeux. Regardez la première ligne. Malgré leur espacement, les quatre signes forment un tout : MILLE-UN.

5. Refermez les yeux. « Révisez ». Tout en balançant la tête, allez du 1 des mille au 1-tout-seul. Que font les zéros ? SUIVEZ-LES.

Très vite, le besoin *logique* de les différencier vous apparaît : zéro-des-centaines, zéro-des-dizaines, ou zéro-de-gauche et zéro-de-droite, selon que vous penserez « nombre » ou « signes-quelconques ». Ouvrez les yeux et vérifiez sur le tableau : « ils » sont là, identiques, mais différents.

Et il n'y en a que deux, *seulement* deux. Vos yeux ont retrouvé leur parallélisme.

6. Recommencez, le deuxième jour, en partant de la deuxième ligne, du deuxième 1 0 0 1. Le troisième jour, vous partez de la troisième ligne, et ainsi de suite. En une semaine, vous arrivez aux plus petits chiffres. Si votre accommodation y est plus fugace, si tout « se brouille » très vite, multipliez les *palmings* intermédiaires, entre visions réelles et visions « révisées ».

B. Deuxième version

Rien de changé pour les balancements et le premier *palming* de l'exercice précédent. Ensuite, après avoir regardé le plus gros des 1 0 0 1, fermez les yeux.

1. Posez *mentalement* un point noir à mi-hauteur, à gauche du zéro de gauche, comme dans l'exercice 1 du chapitre IV, et faites-le tourner, dans le sens des aiguilles d'une montre.

Cela vous paraît idiot ou impossible ? Erreur. Le dessinateur, qui regarde une feuille blanche, y « voit » déjà l'essentiel des traits qu'il va y tracer. Vous, vous avez *déjà* les zéros pour vous guider : il n'y a plus qu'UN point à y poser, mentalement. Ne vous récriez pas : vous êtes en plein Yoga.

2. Lorsque le point a bien tourné, trois ou quatre fois, sur le premier zéro, recommencez avec le second zéro.

3. Rouvrez les yeux. Essayez sur le tableau 5 lui-même. Il n'y a pas de point, évidemment, mais posez-en un *quand même*, par la pensée, et faites-le tourner...

Le jour où vous arrivez à superposer un point

mobile «pensé» à l'image «reçue» des deux zéros, ne croyez pas que vous ayez frôlé la démence. Le plus normal des peintres en bâtiment agit exactement de cette façon, lorsqu'il imagine les tracés d'un faux-bois ou d'un faux-marbre, avant de les exécuter sur un fond uni.

4. Lorsque vous faites aisément tourner votre point «pensé» sur les deux zéros de la première ligne, passez à la seconde, puis, aux suivantes. Arrivé aux dernières, vous pourrez contrôler, en regardant, sans lunettes, un tricot ou un tissu à mailles fines, combien votre *pouvoir séparateur* rétinien s'est amélioré.

C. Troisième version

C'est la plus difficile, parce qu'elle fait intervenir l'*échelle* dans vos «révisions». Après la préparation habituelle, vous prenez le tableau 5 et un carton blanc de mêmes dimensions.

1. Regardez attentivement le plus gros des 1 0 0 1, et cachez-le avec le carton blanc. Fermez les yeux, révisez-le, rouvrez les yeux et imaginez-le sur le carton blanc qui le cache : espacements et dimensions des chiffres.

2. Faites doucement glisser le carton vers le bas et regardez de COMBIEN vous vous êtes trompé, surtout en ce qui concerne le diamètre des «blancs» internes des deux zéros.

3. Lorsque la superposition est satisfaisante, recommencez avec la seconde ligne, et ainsi de suite. Ne progressez pas de plus d'une ligne par jour.

L'objectif, très important, de cet exercice est d'accorder l'échelle des images « pensées » (ou « révisées ») à celle des images effectivement enregistrées. Lorsque cette faculté est bien acquise, la vision directe est pleinement décontractée, puisque l'image réelle précède et ordonne l'image mentale. Le *souvenir*, tailleur honnête, refait ses essayages sur la réalité, seule façon efficace de vivre, à partir de sensations reçues.

Ce chapitre vous a paru, peut-être, plus important et plus développé que les précédents. C'est exact. En voici les raisons.

Dans la vie occidentale, le surmenage de la vue est provoqué par deux causes principales :

1. La trop grande diversité des images reçues, parmi lesquelles le mental conscient, harassé, fait un choix de plus en plus restreint, pour ne pas être noyé. Ainsi, le myope ne s'attache qu'à PEU d'objets TRES rapprochés, tandis que le presbyte ne retient que des vues d'ensemble, en REFUSANT les détails immédiats.

2. Un tiers (quand ce n'est pas la moitié...) de la vie professionnelle et domestique se déroule sous un éclairage *alternatif* : cinquante éclairements et obscurcissements par seconde. Même lorsque les filaments des ampoules ou les gaz des tubes « faiblissent » en luminosité, sans s'éteindre dans les phases creuses, le regard qui balaie les objets donne à l'observateur une angoissante impression de discontinuité, d'insécurité du monde visible. Malgré tous les palliatifs proposés, l'œil-organe se crispe et *vieillit* plus vite qu'au temps des chandelles et des lampes à pétrole.

A vous, donc, de comprendre que le Yoga de la vue comporte, au-delà des exercices correcteurs, une décision permanente de n'utiliser vos yeux qu'à bon escient, de ne pas regarder n'importe quoi et n'importe quand. Il faut apprendre à détacher votre regard quand le tableau devient confus, à limiter votre champ d'observation sur le fil qui vous intéresse. Il n'y a, là, aucun « pouvoir exceptionnel », puisque vous y arrivez parfaitement avec vos oreilles dans le domaine des sons : ne suivez-vous pas, à volonté, une conversation à mi-voix dans le brouhaha général, ou, à l'inverse, une émission de radio qui vous intéresse, malgré l'importun qui vous accable de confidences oiseuses ?

Comme vous allez le comprendre maintenant, la fatigue et le vieillissement de la vue sont presque plus *mentaux* que *physiques*. A ce titre, le Yoga peut donc précéder les lunettes pour redonner à vos yeux une activité cohérente.

CHAPITRE VIII

La conquête de l'endurance visuelle

Pour les raisons évoquées à la fin du précédent chapitre, il arrive, de plus en plus fréquemment, que des yeux à accommodation correcte perdent, cependant, toute endurance, à partir de la quarantaine. Les cinq premières minutes de lecture ou d'observation sont bonnes, puis, par degrés, sans que les images se troublent, une crispation diffuse fait détourner le regard ou baisser les paupières. Une petite douleur apparaît, à la base des orbites ou vers les sinus frontaux, pendant que les yeux se couvrent de larmes.

Où est la faute technique ? Dans la façon de « caler » le regard, mot après mot ou détail après détail, sur les éléments de l'ensemble observé. Vous avez fait connaissance, aux chapitres 2 et 5, avec le frémissement ultra-rapide que commande la *fovea* aux segments lisses des muscles de l'œil, pour explorer les plus petits points brillants de l'image reçue. Par analogie avec les « têtes chercheuses » des redoutables « missiles » modernes, on peut dire que la *fovea* est une « tache chercheuse » des détails de l'image.

Lorsque les yeux perdent leur endurance, c'est presque toujours parce que la *fovea* se met en grève. Le frémissement d'axe s'interrompt, les contrastes de l'image séjournent trop longtemps (*plus* d'un dixième de seconde, au lieu de *moins* d'un cinquantième lorsque la *fovea* travaille) sur les mêmes cellules rétiniennes, cônes ou bâtonnets. Ces derniers se « figent » chimiquement et ont beaucoup plus de mal à redissoudre ces clichés insistants, que les photographes appelleraient « surexposés ». Lorsque le regard se dérobe ou que les yeux larmoient, c'est une simple auto-défense générale, destinée à laisser un répit à la rétine, pour résoudre de telles images-chocs.

Voici un exercice facile, destiné à remettre la *fovea* au travail, sans violence ni contrainte.

Le balayage des interlignes

Prenez le tableau 1 et regardez-le, après l'avoir retourné la tête en bas, à vingt centimètres de vos yeux.

Travaillez sur le pavé des tout petits caractères, en déplaçant le bout de votre nez, au cours du trajet. De gauche à droite, faites filer votre regard entre les lignes, puis, de droite à gauche, en accomplissant quatre aller-et-retour sur chaque interligne. N'essayez surtout pas de *lire* un caractère : d'ailleurs, en général, vous ne le pouvez pas, surtout à l'envers.

A chaque interligne ainsi fouillé, fermez les yeux et « révisez » mentalement les quatre aller-et-retour. Respirez profondément, rouvrez les yeux et passez à l'interligne suivant. Lorsque les huit couloirs du pavé ont été ainsi balayés, retournez le tableau tête en haut et *lisez* le pavé, à vingt-cinq centimètres de vos yeux.

Il est *lisible*. Pourquoi ? Parce que vos *foveas* ont repris leur activité normale.

Les méfaits du manque d'endurance visuelle

Beaucoup de personnes, des hommes surtout, sont accusés d'inattention et d'indifférence parce qu'ils ne savent pas trouver un objet qu'on les envoie chercher dans une autre pièce, un placard ou un meuble bien plein. Neuf fois sur dix, c'est simplement leur vision *discriminative* qui est en défaut, et non leur bonne volonté. Ils *voient*, évidemment, mais dès qu'ils doivent *observer*, un spasme douloureux et très bref du nerf optique les fait fuir l'image reçue, avant que leur mental conscient ait pu la jauger.

Faites-leur regarder, successivement, une vingtaine de cartes postales avec l'indication imprimée du lieu et du site représenté. Enlevez-leur les cartes et relisez-leur les indications, dans un autre ordre, en leur demandant de décrire les sites, un par un : ils n'en « revoient » pas plus de cinq ou six, et, encore, de façon très sommaire.

Comme le dit M.D. Corbett, ils ont peut-être *pris* les clichés, mais leur mental conscient n'a pas eu le temps de les développer. Il est rare qu'ils puissent, trois fois par jour, « balayer des interlignes » et, de toute façon, il y a aussi un *faux-pli mental* à effacer : la réticence d'analyse. Voici comment la diminuer par étapes.

La sélection des couleurs

Si vous vous êtes retrouvé dans le croquis précédent, si vos proches vous disent : « Tu ne reconnaîtrais pas un tigre dans un autobus ! », décidez, un prochain jour, de noter, durant toute la journée, TOUS les objets rouges que vous verrez, et eux seuls : à la maison, dans la rue, parmi les vêtements des passants, les fleurs, les fruits, les emballages de produits dans les vitrines, etc.

Le lendemain, vous oubliez le rouge et vous ne remarquez et notez QUE les objets BLEUS : les uniformes, les pans de ciel libre, les devantures de certaines crémeries, les toits d'ardoise, les cours d'eau s'il fait beau et les yeux de vos blondes interlocutrices.

Le surlendemain, au tour du jaune, et du jaune seul ; un canari dans sa cage, les galettes du pâtissier, vos chaussures le cas échéant, les champs de blé, en saison, les sables, les bois clairs des meubles, les endives au marché, le balancier de l'horloge et le cannage des chaises.

Essayez, chaque soir, d'en faire une liste correspondante, même très incomplète. Au bout d'une semaine, vous aurez eu deux « jours rouges », deux « jours bleus » et deux « jours jaunes ». Terminez par un dimanche « en blanc » et ne sélectionnez aucune couleur particulière la semaine suivante.

Vous serez étonné, cependant, du nombre d'*informations* visuelles que vous y recueillerez, sans vous forcer en aucune façon. Pourquoi ? Parce que vous aurez mentalement amorcé un réflexe de *choix,* durant la semaine précédente, et que vos yeux auront suivi, beaucoup plus libres et décontractés, par jeu, qu'ils ne l'auraient été par obligation imposée. Comme le disait un humoriste « Il n'y a rien de plus délassant et agréable que de faire une chose apparemment inutile. »

Le balancement du couloir

Cet exercice s'exécute dans la même position et au même rythme que le *balancement de l'éléphant* (chapitre 3), mais, cette fois-ci, avec les deux bras étendus, droit devant vous, paumes ouvertes et doigts allongés se faisant face, mains écartées de vingt-cinq centimètres. Pendant les balancements, vos yeux doivent rester fixés sur ce couloir, jusqu'à ce que ce soit le fond de la pièce qui vous semble glisser, et non vos mains.

Que font, alors, vos *foveas* ? Elles quêtent, très rapidement, un point brillant sur l'une de vos mains, l'étoile filante d'un point brillant au fond mobile, un point fixe sur l'autre main et ainsi de suite, à une vitesse qui échappe à votre contrôle conscient. Elles retrouvent leur capacité de frémissement incessant.

Baissez ensuite les bras, épaules très souples et mains décontractées. Tout en continuant le balan-

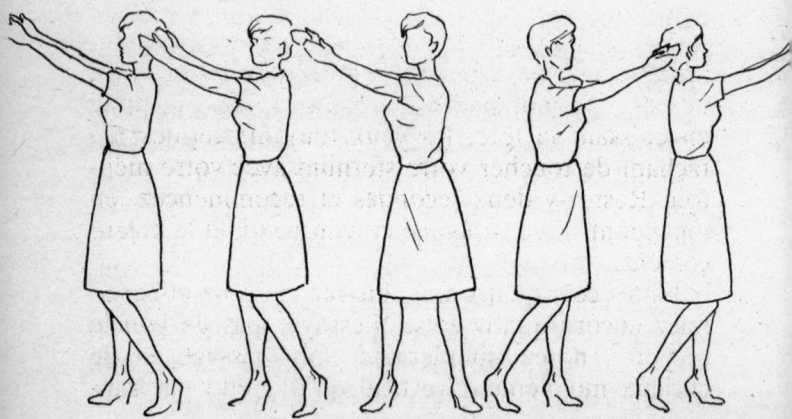

cement, redevenu celui de l'éléphant, essayez de balayer du regard le fond de la pièce, aussi régulièrement que lorsque vous aviez vos mains pour vous guider. Lorsque le fond défilera sans saccades, votre frémissement fovéal sera normalement actif.

Le balancement de l'horizon

Cet important exercice a trois effets. Le premier est de reconstituer le frémissement fovéal *dans le plan vertical*. Le second est d'augmenter la résistance au mal de mer ou au mal de route (vertige en voiture). Le troisième est d'assouplir discrètement les vertèbres cervicales, si souvent menacées d'arthrose et de déformations discales, dans les professions sédentaires.

Il se pratique assis à l'aise, coudes appuyés sur une table, en tenant, d'abord, un grand crayon, horizontalement, devant et à vingt centimètres des yeux.

Les yeux clos, au rythme de la respiration lente, levez la tête en aspirant. Tâchez de diriger votre nez au plafond, pendant deux secondes. Expirez en baissant la tête, les yeux toujours fermés, en tâchant de toucher votre sternum avec votre menton. Restez-y deux secondes et recommencez, en imaginant *où* se trouve le crayon pendant le balancement.

Faites cela quatre fois, ouvrez les yeux et continuez encore quatre fois. N'essayez pas de *voir* le crayon : notez simplement son passage et le curieux mouvement vertical qu'il prend par rapport au fond de la pièce, mouvement opposé à celui de votre tête.

Posez le crayon, joignez vos deux index horizontaux par leurs extrémités et refaites l'exercice, les yeux fermés, quatre fois, puis, les yeux ouverts, quatre fois.

Le crayon (ou vos index réunis) a pris, par rapport à votre axe visuel mobile, le même type de mouvement relatif que le bastingage du bateau lorsque la mer est forte. Votre tête oscillant comme elle le fait sous l'effet du tangage, vos canaux semi-circulaires (organes sensitifs de la direction verticale) s'habituent au double mouvement antagoniste apparent du crayon et du fond de la pièce, mouvement qui, en mer ou en voiture, « inquiète » les yeux, jusqu'à la nausée.

Les yeux surmenés et l'insomnie

Beaucoup de personnes croient inoffensif de lire, au lit, jusqu'à ce que le sommeil vienne. Une fois, deux fois, trois fois, leurs paupières tombent, leurs yeux emportant l'image de quelques mots qu'elles ne comprennent plus. Le livre ou le journal glisse, tombe, les réveillant juste le temps nécessaire pour éteindre la lumière d'une main maladroite, dans un grand soupir exhalé.

Il n'est pas bon d'entamer son sommeil avec des yeux encore crispés par la lecture qu'il interrompt.

La conquête de l'endurance visuelle / 141

Un temps neutre s'impose, dans l'obscurité la plus complète possible, le mental « révisant », alors, un objet paisible et harmonieux, pendant deux minutes, au moins : c'est le délai normal de désensibilisation chimique complète de la rétine, et de décontraction musculaire de l'œil, corps ciliaires y compris.

C'est aussi le délai pendant lequel l'œil, en quelque sorte, se « voit lui-même » : c'est la période d'apparition fugitive de taches colorées, les *phosphènes,* souvent dûs à un reste de contraction des sourcils, et, aussi, de grands tableaux complets, rarement désagréables, que l'on appelle *clichés hypnagogiques.* Ces derniers annoncent la proche libération du mental par le sommeil, l'apparition du Moi-de-la-Nuit.

Alors peut venir un sommeil utile et de bonne qualité... à condition qu'aucune affiche lumineuse ne clignote en teintes crues par les interstices des persiennes et des rideaux, ou qu'un conjoint lambin ne vienne rallumer la lampe de chevet, une demi-heure plus tard.

Avec une nourriture trop riche en graisses, au repas du soir, un air confiné et les bruits de la rue ou des voisins, le sommeil « vient » difficilement, à partir de la trentaine. Il faut éviter d'ajouter, à ces causes d'insomnie, l'insidieux tic-tac d'un réveille-matin trop bruyant. Même les yeux fermés et la lumière éteinte, le mental se surmène sur des images décousues et désagréables : le plus mauvais visage de ceux à qui l'on attribue ses malheurs du jour, les objets domestiques et les outils professionnels qui vous ont trahi, les coins du logis où l'on n'a pas eu le courage ou le temps de faire le ménage.

Sur tout cela, les yeux ont tendance à se crisper, un peu plus, bien qu'il ne s'agisse que d'images « révisées » ou mentalement construites. Que faire pour les soulager ? Il est toujours très efficace d'oublier ses yeux, en portant toute son attention sur les messages de l'un quelconque des quatre autres sens : ouïe, toucher, goût, odorat.

Ces derniers n'ont pas, ou très peu, de corrélations visuelles. Pensez, donc, profondément, à une mélodie sans paroles qui vous plaise, à la fraîcheur ou à la tiédeur des draps, selon la saison, à un plat ou à une friandise dont vous avez envie, pour le lendemain, à un parfum de fleur qui vous est familier. Si quelques images reviennent, elles ne seront plus agaçantes ou hostiles. Vos yeux se décontracteront et, furtif, le sommeil vous gagnera...

Quelques conseils pour la façon correcte de lire

Où placer votre livre ou votre journal ? Jamais contre votre poitrine ou sur vos genoux. Dans ces positions, vos vertèbres cervicales sont exagérément courbées en avant. La circulation sangine cérébrale est gênée, les artères carotides étant partiellement comprimées. Le pharynx s'aplatit, la respiration se raccourcit.

On ne peut lire longtemps, sans fatigue, que si le texte se trouve dans l'axe naturel du regard, la tête étant peu inclinée par rapport au buste.

Il est très utile, en lisant assis devant une table, d'adosser son livre contre une pile de cinq ou six autres volumes ou contre un objet trapu et lourd.

La conquête de l'endurance visuelle / 143

Le texte ainsi posé, sous bon éclairage, il est fructueux de faire lentement varier la distance qui le sépare de vos yeux. Pour cela, ne vous contraignez pas à rester figé sur votre siège : avancez ou reculez ce dernier, allongez-vous ou redressez-vous, d'instinct, tout comme vous remuez parfois vos jambes, pour éviter les crampes. Lisant sans lunettes, vous vous adapterez autour de votre point critique et vous le dépasserez, souvent, sans aucun effort volontaire, donc sans y être *tenu.*

Vous ne pouvez entretenir ou retrouver une certaine endurance que si vous savez vous arrêter de lire, ne fût-ce que vingt secondes, une ou deux fois par page. Laissez, alors, courir votre regard au loin, par la fenêtre ou dans l'angle le plus éloigné de la pièce, puis, regardez vos ongles, pendant cinq secondes, avant de poursuivre votre lecture.

Il est *normal* que cette endurance varie, d'un jour au suivant ; que, selon l'éclairage, le temps qu'il fait, il vous arrive de vous crisper plus rapidement que la veille, en lisant le même livre. L'amélioration générale de la vue ne se produit pas forcément selon une courbe continue et régulière. Il en est des yeux surmenés comme des mains du pianiste : elles peuvent, un jour, exécuter avec brio un passage difficile où elles accrocheront, de nouveau, le lendemain, mais l'entraînement essentiel demeure dans les *gammes* quotidiennes, sans lesquelles la docilité et l'agilité des doigts seraient abandonnées au hasard de la seule inspiration.

N'ayez jamais peur de lire, mais soyez exigeant et pointilleux sur la façon de le faire. Vous avez probablement compris l'importance première du libre frémissement de l'axe du regard, sous la direction de la *fovea*. C'est en lisant avec mesure que vous l'entretiendrez le mieux.

CHAPITRE IX

Les troubles et l'amélioration de la sensibilité rétinienne

Les savants qui étudient l'évolution des espèces vivantes ont longtemps déclaré que «la fonction crée l'organe». Il semble plus prudent de penser que «son fonctionnement normal l'entretient».

En ce qui concerne les yeux, cette deuxième proposition n'est même plus tout à fait rigoureuse. En effet, étant d'abord admis que le fonctionnement *normal* de l'œil évite déjà un certain nombre de causes de troubles (bonne hygiène physique, mentale et professionnelle, faisant contrepoids aux exagérations techniques du progrès) il n'en subsiste pas moins que l'on possède DEUX yeux.

Si, de naissance, ils sont de sensibilités inégales, le mental tend à ne retenir que les indications fournies par le meilleur. L'inégalité augmente au lieu de diminuer, le plus mauvais œil étant excusé, mais négligé par l'ensemble physique et mental de l'organisme. Tout se passe comme s'il s'installait dans sa position d'infériorité et, même, qu'il y «boudait».

Souvent moins bien nourri, certains de ses muscles se crispent en permanence. Son axe optique utile (la ligne droite qui joint le centre du cristallin à la *fovea*) n'est plus convergent sur le point que regarde le «bon» œil. Il reçoit une image, mais cette dernière est enregistrée sur une partie de la rétine moins sensible. Ce point impropre essaie bien de jouer le rôle d'une deuxième *fovea*, mais il manque de «pièces», de cellules sensibles, pour y parvenir convenablement : l'image reçue par cet œil n'est pas bonne.

Cependant, il arrive que cette mauvaise position de l'axe du regard s'installe en permanence. Un cas semblable se présente, lorsque le tout petit enfant prend le sens de la vision en couleurs (cônes de la rétine) avec un œil AVANT l'autre. Le second œil cherche l'image avec sa zone rétinienne la plus sensible au blanc et noir (bâtonnets périphériques) et commence à *loucher*. C'est le strabisme.

Il semble bien qu'on puisse le traiter autrement que par des interventions chirurgicales sur les nerfs moteurs ou la longueur des muscles de l'œil défaillant. Beaucoup de ces yeux, lorsque le sujet est décontracté et rêveur, reprennent leur convergence correcte. D'autre part, dans les strabismes verticaux (œil qui «tombe», son regard glissant vers le bas et un peu en dehors), ils sont surtout marqués, après une certaine heure de la journée, au-delà d'un certain seuil de fatigue générale.

Enfin, lorsque le sujet est anesthésié complètement, pour une opération, il cesse de loucher tant qu'il est endormi, dans 99 % des cas. En joignant, à cela, le fait que l'on rencontre neuf strabismes convergents pour un seul divergent, et que l'enfant regarde, d'abord, des objets *très* rapprochés (convergence maximum des deux yeux), il semble aussi que l'œil qui «louche» soit victime d'une contraction abusive de son seul muscle droit interne, non réduite depuis la petite enfance.

Alors, pourquoi ne pas tenter, par une décontraction *voulue*, ce qui s'obtient par l'anesthésie générale ?

Si vous êtes atteint de strabisme, convergent ou divergent, lisez attentivement la description des exercices suivants ; ils forment une progression étudiée, pour «débloquer» l'œil dévié, puis, pour le ramener, par degrés, à l'utilisation correcte du centre de sa rétine, cette dernière retrouvant, en ce point, sa sensibilité physiologique normale.

Commencez toujours par une vingtaine de « balancements du couloir » (chapitre 8), exécutés, cette fois-ci, avec votre « bon » œil couvert d'un bandeau. Respirez, décontractez votre visage (on y pense *trop* rarement...), vos dents ne se joignant pas, les lèvres réunies, sans pression.

Le regard chinois

Asseyez-vous à l'aise. Collez les coudes au corps et levez les avant-bras, paumes ouvertes vers l'avant et doigts étendus, dans le plan de vos épaules, à hauteur de vos oreilles. C'est un peu l'attitude des dames qui font sécher leur vernis à ongles.

Le cou très souple, vous allez tourner la tête, lentement, d'un côté et de l'autre. Inutile d'essayer de *voir* vos doigts en détail. Devinez-les, plutôt, d'un œil, puis, de l'autre, car l'arête de votre nez vous empêche de voir chacune de vos mains avec vos deux yeux. Persévérez, pendant une douzaine d'aller-et-retour.

Si votre strabisme est convergent, au bout de quelques séances vous aurez l'impression que l'œil fautif « tourne » plus qu'au début, pour apercevoir les doigts de son côté. Passez alors au second exercice.

La palissade

Prenez un livre, ouvrez-le et tournez-le d'un quart de tour, pour que les lignes vous apparaissent comme des traits irréguliers verticaux. Fermez les deux yeux : le «bon» restera clos pendant tout l'exercice.

Si votre strabisme est divergent, tenez le livre à quinze centimètres devant le «bon» œil clos. Si votre strabisme est convergent, tenez le livre à même distance de la tempe, du côté de l'œil fautif.

Ouvrez ce dernier, tout en tournant très lentement la tête. Faites-lui parcourir la palissade des lignes, en va-et-vient, jusqu'à ce qu'il ait légèrement l'illusion de voir le fond de la pièce à travers. Fermez-le et continuez le mouvement de la tête, pour lui faire «réviser» l'illusion...

Rouvrez-le. Recommencez deux fois (trois minutes en tout, c'est suffisant). Posez le livre, faites un *palming* et respirez bien.

Le point sur le pouce

Faites cet exercice dans les temps creux de votre journée normale. Il a pour but essentiel de réactiver la *fovea* de votre œil fautif, un peu n'importe quand et presque par surprise.

Posez-vous, sur l'ongle du pouce de la main correspondant à l'œil fautif, un point noir bien net d'un millimètre de diamètre, à l'encre.

Dès que vous avez deux minutes devant vous, fermez les yeux et pensez au bord gauche de votre ongle, à côté du point. Tâchez, toujours en pensée, de parcourir votre ongle en travers. Si vous ne le *voyez* pas, ouvrez votre œil fautif, seul, et rafraîchissez votre souvenir, pendant une seconde, pas plus.

«Révisez» encore votre ongle, le point, le bord droit, le point, le bord gauche. L'image pensée s'estompe encore ? Un nouveau regard de l'œil fautif, pendant une seconde.

Il arrivera que vous connaissiez votre ongle « par cœur ». Vous jouerez, alors, à axer l'œil fautif *fermé*, en direction de votre pouce, et à vérifier de combien il s'est trompé, en essayant de tomber aussitôt sur le point noir.

Placez, enfin, votre pouce sur un miroir, juste au-dessous de l'image de votre œil fautif, le « bon » restant fermé. Regardez le point, puis, votre œil : même s'il *tourne* deux secondes plus tard, vous arriverez à le surprendre, de plus en plus souvent, *se* regardant suivant son axe normal.

Le titre de la revue

Cet exercice est conçu pour renforcer la sensibilité rétinienne, avec ou sans strabisme. Il s'appuie sur le travail distinct des bâtonnets (noir et blanc) et des cônes (couleurs), actions trop souvent confondues dans le comportement des rétines affaiblies.

1° Prenez une revue au titre court, imprimé en noir sur blanc, en caractères nets et classiques de forme. Examinez bien ce titre, comme vous l'avez fait précédemment avec les caractères du tableau 2. Allez poser la revue au fond de la pièce, presque verticalement, sous bon éclairage, et revenez à votre chaise.

2° Faites un *palming* de trente secondes pour remettre vos rétines en repos. Dégagez votre œil *faible* et ouvrez-le lentement, en direction du fond de la pièce, votre meilleur œil restant obscurci par la main correspondante.

Ne regardez pas encore le titre de la revue, mais simplement les objets qui l'environnent : les détails du siège ou du meuble sur lequel est posé ce texte, les tableaux ou les bibelots accrochés au mur, le papier ou les nuances qui recouvrent ce dernier. N'*acrrochez* le titre qu'en dernier, une seconde, et fermez l'œil.

3° « Révisez » quelques objets, puis, le titre. Etait-il *plus*, ou *moins* clair que les objets ? *Plus*, ou *moins* net ?

Si la sensibilité rétinienne de cet œil est vraiment faible, les premiers essais doivent donner le titre comme plus clair et plus net : il a été « photographié » par une majorité de bâtonnets marginaux. Ensuite, par la pratique, il s'enregistre sur la *bonne* région, à proximité de la *fovea*, à la suite logique des objets colorés. Votre œil a retrouvé, simultanément, son axe naturel de vision et l'emploi d'une *fovea*, qui pouvait être en chômage partiel depuis des années, sinon depuis votre petite enfance.

4° Rouvrez les deux yeux. Recommencez l'observation : objets... titre (fugitivement)... objets... titre (plus appuyé).

Le titre a repris sa valeur réelle dans l'ensemble. L'attelage inégal de votre bon et de votre mauvais œil tend à accorder sa marche commune : le grand frère a ralenti le pas, et le plus jeune a accéléré ses petites jambes (frémissement de la *fovea*, précédemment inactive).

Progression des exercices

Comme tous les Yogas, celui de la vue est une affaire très personnelle. Il faut l'adapter à VOS yeux, par essais multiples, empiriquement, d'abord, et en fonction des premiers résultats obtenus, par la suite.

L'exercice précédent, par exemple, ne prend son plein effet que s'il s'accompagne, les mêmes jours mais à d'autres heures de la journée, de compléments tels que « les cure-dents » (chap. 7), la sélection des couleurs (chap. 8) pratiquée, deux fois cinq minutes, avec le moins bon œil seul, ou « le point sur le pouce » (dans ce même chapitre).

Répétez-vous, chaque matin, que votre vue peut s'améliorer et s'entretenir. Les moyens ne vous font pas défaut : avez-vous réalisé que le présent volume vous en a déjà fourni, à cette page, TRENTE-SIX distincts, dont plusieurs en différentes formules ? Un coup d'œil à la récapitulation finale vous le prouvera, tout de suite.

Ne soyez pas plus rebuté par leur diversité que vous ne l'êtes par l'armée des épices et condiments dont vous disposez, si vous aimez *bien* faire la cuisine. Dans ce sens, le Yoga des yeux est plus riche que le Hatha-Yoga, où une vingtaine de *contractions raisonnées*, seulement, doivent faire face à l'ensemble des troubles articulaires, musculaires et organiques.

Trois dispositions personnelles vous permettent de vous y retrouver, sans peine et sans embarras : Confiance, Patience et Méthode. Choisissez quelques exercices, essayez-les, notez les résultats. Associez-en d'autres, qui ne vous ennuient et ne vous crispent pas. Persévérez. Vous constaterez combien ce traitement personnel « sur mesures », est amusant et fructueux, au bout d'un mois de pratique...

En voici un dernier exemple, toujours destiné à redonner une sensibilité rétinienne normale aux yeux *faibles,* par récupération de l'axe naturel de vision.

Les rétroviseurs

Chaque fois que vous êtes en voiture comme passager, enlevez vos lunettes, si vous en portez, décontractez-vous bien et jouez au jeu suivant. Il peut se pratiquer aussi bien dans une automobile particulière que dans un autobus ou un car (en étant près du conducteur), ou sur le siège arrière d'un *deux-roues* en penchant un peu la tête de côté, pour voir le (ou *les*) rétroviseur.

Regardez, d'abord, le paysage *venir* vers vous, puis, plus près, le ruban de la route, traînée confuse que l'avant du véhicule semble *boire* régulièrement.

Sans transition, faites sauter votre regard sur le rétroviseur. Là, dans l'étrange petite fenêtre convexe, d'autres éléments de route et de paysage semblent s'engloutir en un centre mystérieux, comme un fluide bigarré qui s'enfuirait par le trou de vidange d'un lavabo. Regardez-les pendant deux secondes, puis, les deux secondes suivantes, fixez votre regard juste à côté du rétroviseur. Recommencez, une dizaine de fois.

A un moment imprévisible, les deux champs, celui du rétroviseur et sa périphérie, deviennent également nets. Vous *savez* ce qui se passe, simultanément, en avant et en arrière. Vous êtes doté d'un troisième œil.

Cela ne se produit que si, selon Aldous Huxley, vous êtes en pleine *décontraction active*. Vous sentez, alors, que cette décontraction spéciale est beaucoup plus facile à obtenir qu'à expliquer. Une fois ressentie, on s'étonne de ne pas l'avoir pressentie et obtenue plus tôt. En tant que *sensation*, elle est de l'ordre de celle de l'apprenti-nageur qui, après avoir appréhendé longtemps l'eau, imaginé tant de fois sa noyade qu'il a bu un certain nombre de « tasses », se trouve, à l'improviste, flotter sans aucun effort particulier.

Lorsque le rétroviseur s'incorpore à l'image de la « route-qui-vient », alors qu'il est, par lui-même, l'image de la « route-qui-s'en-va », c'est que le mental a dirigé, avec aisance, et non *imploré* les yeux, pour être renseigné.

Les yeux, alors, sont capables d'exécuter un double frémissement fovéal : le premier, dégressif, sur les objets reflétés dans le rétroviseur et qui vont en s'amenuisant ; le second, d'ampleur croissante, sur les objets réels en bord de route, qui grossissent en s'approchant.

C'est ce pouvoir des yeux, généralement inemployé, qui constitue le secret des jongleurs, contrôlant simultanément, sur les mêmes rétines, des objets qui s'élèvent et des objets qui retombent. Vous pouvez comprendre, maintenant, comment a été conçue la première version de l'exercice du *calendrier* (chap. 6). Relisez-la attentivement, avant d'aller plus loin.

CHAPITRE X

Quelques bonnes habitudes à prendre en période de rééducation de la vue

Vous avez fait un choix d'exercices, après en avoir essayé une douzaine. Vous en pratiquez deux ou trois, avec plaisir, pendant quelques jours. Puis, un voyage intervenant, vous les abandonnez, durant une semaine. Lorsque vous les reprenez, ils n'ont plus la saveur du neuf : vous en cherchez d'autres.

Là-dessus, le temps se met au gris, à la pluie. Plus de soleil : à la lumière artificielle, les exercices sont moins attrayants, moins probants, aussi. De vingt minutes de pratique quotidienne, vous tombez à quatre ou cinq, n'importe quand. L'amélioration tarde à se faire sentir. Vous vous découragez et vous vous réinstallez derrière vos lunettes, après avoir encastré ce livre au bout de la dernière rangée de votre bibliothèque...

Les vilaines perspectives, ci-dessus évoquées, ne sont pas inutiles. Aucun Yoga, et surtout pas celui «des yeux», ne cherche à *dorer la pilule* à ceux qui veulent bien en prendre connaissance. Par mille informations quotidiennes, souvent contradictoires, le progrès disperse et essouffle notre attention, mais c'est notre *volonté* qui paie principalement la facture : nous nous laissons vivre, souvent mal, parce qu'il y a *trop* de choses à se rappeler, *trop* de choses à décider, à faire et à subir. *Quand* trouver le temps de penser à soi, à sa santé, à sa vue ?

Ce n'est, cependant, pas impossible. Il suffit d'associer, de faire passer à l'état de réflexes parallèles, certaines habitudes agréables, introduites dans votre vie courante, dès que vous commencez à entraîner quotidiennement vos yeux. Les unes les concernent, les autres beaucoup moins, en apparence. En contractant ces habitudes, vous informez votre inconscient qu'elles sont le prologue des exercices de rééducation visuelle proprement dits.

Ensuite, c'est *inconsciemment*, sans aucun effort de volonté, que vous détaillez le mobilier de vos amis, que vous choisissez votre place au cinéma, que vous scrutez les poteaux téléphoniques ou que vous jouez avec le rétroviseur et la route. Nous sommes tellement chargés de *tics* défensifs, signes de peur ou de révolte contre un monde trop agité, que nous ne pensons jamais à nous créer des tics *fructueux*, capables d'exercer judicieusement tel ou tel point faible de notre organisme.

Voici les principales de ces habitudes.

Le réveil des félins

Dans une brume mentale, vous renaissez chaque matin. Votre respiration et votre circulation sanguine sont encore lentes. Si vous n'êtes pas très bien couché ou si votre sommeil n'a pas été profond, quelques-uns de vos muscles peuvent être tendus, quelques-unes de par petites articulations ankylosées ou courbatues. Donc, repartez LENTEMENT.

Etirez-vous, par petites étapes, avec précaution. Ne faites jouer vos grands muscles (bras, jambes, ceinture abdominale) que lorsque votre cou, votre colonne vertébrale, vos orteils et vos doigts ont joué, sans vous faire mal, tout engourdissement possible étant bien effacé. Fermez les yeux, pendant que vous passez cette « revue mentale » de chacun de vos muscles, de chacune de vos articulations. Ensuite, étendu du bout des orteils à l'extrémité de vos doigts, allongés, à bout de bras, au-dessus de votre tête, effectuez UNE grande respiration thoracique et abdominale, puis *bâillez*, largement, à fond, avec une note chantante venant du fond de la gorge.

Pour finir, toujours sur le dos, ondulez lentement, comme un poisson qui se maintient sur place dans un courant moyen, cinq ou six fois. Alors, seulement, observez ce qui vous entoure.

Paupières et sourcils

En faisant votre toilette (en vous rasant, Monsieur, ou en vous maquillant, Madame...), prenez l'habitude d'exécuter *aussi* quelques mouvements des paupières et des sourcils. La plupart des vues faibles s'accompagnant d'une lourdeur ressentie de ces deux ensembles musculaires.

Regardez dans votre glace, s'élever les cils de vos paupières supérieures, à votre commandement : les deux paupières, ensemble, d'abord, et séparément, ensuite. Continuez avec vos sourcils.

Pour que les uns ou les autres bougent isolément, (à droite OU à gauche), il y a un *coup* à attraper, surtout pour les paupières. Si votre regard se fixe sur celle d'un œil déterminé, vous ne « voyez » pour ainsi dire pas la paupière correspondante de l'autre œil. Commencez donc par les élever et les baisser doucement, ensemble. Lorsque vous avez senti et enregistré le jeu musculaire correspondant, continuez-le pour une paupière, mais regardez l'autre en lui ordonnant de ne plus bouger. Vous y arriverez certainement après quelques essais, comme y parviennent la plupart des acteurs lorsqu'ils « travaillent leur masque ».

Pour les sourcils, c'est plus facile parce que vous les « voyez » assez bien, ensemble, en fixant votre regard juste entre eux. Animez-les en sens contraire : l'un baissé, l'autre levé, et vice-versa. Terminez par quelques clignements d'yeux où vous ferez bouger, ensemble, paupières, sourcils et peau du front.

Ces exercices ne sont pas de simples grimaces devant une glace : ils amplifient et approfondissent toute la circulation sanguine, au voisinage des yeux, massent les glandes lacrymales et leurs canaux. C'est très utile, le matin, après la période de stagnation nocturne qui prédispose aux accumulations de mucus épaissis (paupières collées, *grains* blancs à la commissure interne, etc.).

Le cillement en ailes de papillon

C'est celui que pratiquent souvent les jeunes mamans ou les fillettes pour faire rire les tout-petits, en leur chatouillant la main ou la joue avec un battement rapide des cils.

Exécutez-le avec les sourcils bien relevés. Battez des paupières, le plus rapidement possible, dix fois de suite. Laissez retomber vos sourcils, fermez les yeux et tournez doucement la tête, de droite et de gauche, cinq fois, pour vous reposer. Recommencez, une fois, le premier jour, deux fois, le second et ainsi de suite, toujours entrecoupées de repos. Lorsque vous arriverez, sans crispation, à dix séries de dix cillements rapides, votre rythme de réhumidification des globes oculaires sera satisfaisant, pendant le reste de la journée.

Le massage des yeux

Avec une vue fragile, il faut se guérir de la tendance à masser ou presser ses yeux avec les doigts. Un massage beaucoup plus doux et équilibré s'obtient avec les paupières elles-mêmes.

Pour le commander et le ressentir, il suffit de maintenir les sourcils le plus haut possible en fermant étroitement les paupières. On doit sentir simultanément une légère pression sur la cornée et une contraction des muscles peauciers, vers les tempes, jusqu'aux attaches des oreilles.

Afin d'éviter une contraction généralisée du visage, gardez les lèvres jointes mais les mâchoires bien séparées. Procédez prudemment : deux secondes en contraction, cinq secondes en décontraction, les yeux largement ouverts. Ne répétez pas cet exercice plus de quatre fois. Cela suffit, par ailleurs, pour mobiliser une poussière ou un moucheron « dans l'œil », lorsque cet incident vous arrive.

Dessiner avec le bout du nez

C'est un excellent exercice de préparation aux *révisions,* qui semblent parfois difficiles aux personnes dont la mémoire est plus auditive que visuelle. C'est, aussi, un bon moyen d'assouplissement articulaire des vertèbres cervicales, *atlas* et *axis* en premier lieu, donc un réducteur de la

Quelques bonnes habitudes à prendre / 161

compression bulbaire.

Fermez les yeux et imaginez que votre nez se termine par un grand crayon. Vous allez jouer à dessiner et à écrire sur un papier imaginaire, à trente centimètres de vos yeux clos.

Voulez-vous, Madame, dessiner un moka ? Commencez par une ellipse horizontale. A chaque bout, posez un petit trait vertical, dirigé vers le bas. Réunissez les bouts de ces traits par une demi ellipse parallèle au bas de la première. Docile, le bout de votre nez décrit le tracé *pensé*. Au décor, maintenant : en suivant la première ellipse, une dentelure régulière projette le relief de crème au beurre. Puis, sur le dessus, quelques traits moins sinueux posent des filets de crème, disposés en losanges allongés. Levez votre nez-crayon. Sortez du moka. Il vous plaît ? Alors, écrivez votre prénom, en dessous, bien lisiblement... Ouvrez les yeux.

Pour pouvoir *bien* exécuter cet exercice, demandez à une amie intelligente de vous lire les lignes précédentes, lentement, en s'arrêtant cinq secondes à chaque point. Fermez les yeux et suivez docilement ce qu'elle dit. Vous verrez que c'est très facile.

Vous, Monsieur, dessinez mentalement, dans les mêmes conditions, un trèfle à quatre feuilles. D'abord, partant du haut, un HUIT assez grand. Demi-boucle... virage. Une boucle complète. Croisement. Une dernière demi-boucle... Deuxième huit, horizontal, cette fois-ci. Partez du croisement précédent : première boucle à droite. Revenez au croisement. Deuxième boucle à gauche. Le tracé du premier 8 est faible ? Repassez dessus. Du centre, pour finir, glissez entre deux boucles et dessinez le pétiole, s'élargissant à son extrémité... Signez en dessous. Ouvrez les yeux...

Tout cela vous semble peut-être extravagant et tiré par le nez, sinon par les cheveux ? C'est, pourtant, scientifiquement efficace. Chaque fois que le mental conscient imagine un tracé et les mouvements pour le parcourir, si tout ou partie de l'organisme ébauche le jeu musculaire correspondant, les yeux *suivent*, même clos ; le frémissement fovéal démarre et la vision latente s'améliore.

De plus, ces « dessins à vue de nez » ont des résultats certains sur l'aisance et la grâce du port de tête, ce qui ne laisse jamais une femme indifférente.

Avant de s'endormir

La journée se termine. Vous vous couchez.

Si vous êtes allé au cinéma ou, surtout, si vous avez regardé la télévision, un reste de crispation oculaire peut subsister. Il est dû à la tension d'esprit déployée pour suivre le spectacle, au fil des vingt-quatre images par seconde du grand écran, ou des 819 lignes frémissantes du petit.

Un freinage progressif de cette tension peut s'obtenir à l'aide de l'exercice suivant, imaginé par Bates.

Vous êtes couché sur le dos, bien détendu. Votre lampe de chevet est disposée pour éclairer faiblement le plafond, au-dessus de votre tête, qui repose sur un placez assez plat, sans traversin.

Fermez les yeux et placez un index dressé à vingt

centimètres de votre nez, au jugé. Soutenez cette main avec l'autre, posée sur votre poitrine, pour ne pas que votre poignet se crispe. La nuque très décontractée, tournez lentement la tête d'un quart de tour à droite, puis, d'un quart de tour à gauche. Il faut que l'aller et retour occupe au moins dix secondes, pendant lesquelles vous imaginez les positions successives de votre index, défilant devant votre nez.

Ouvrez progressivement les yeux, tout en continuant le mouvement de la tête. Votre index vous semble glisser d'une de vos oreilles vers l'autre et revenir. N'essayez surtout pas d'accommoder sur lui : votre regard, frôlant votre nez, doit balayer le plafond faiblement éclairé.

Effectuez une vingtaine de balancements, à raison de trois, les yeux fermés, trois, les yeux ouverts, et ainsi de suite. Ne précipitez jamais le mouvement qui, trop rapide et dans cette position, pourrait vous donner le vertige. Interrompez l'exercice lorsque vous aurez nettement eu l'illusion que votre index se balançait, alors que, paradoxalement, votre main ne bougeait pas. A cet instant, vos yeux sont pleinement décontractés.

Pour beaucoup de personnes, cet exercice est très efficace pour atténuer une névralgie frontale, surtout si elles aspirent profondément par le nez pendant un aller-et-retour, puis, expirent doucement par les lèvres entrouvertes pendant le suivant. La maîtrise du souffle (*prânayama* du Yoga) s'associe, alors, à la décontraction oculaire et mentale.

Autres tics bienfaisants, à contracter au fil du jour

Ne ratez pas une occasion d'ensoleiller vos paupières closes, ne fût-ce que cinq ou dix secondes.

A chaque agacement, répondez par un *palming*, même bref.

Ne regardez jamais les choses et les gens « en coin ». Pointez toujours votre nez vers ce vous vous observez, avec le visage convenablement levé. Si vous êtes presbyte, perdez complètement l'habitude de regarder les objets éloignés par-dessus vos lunettes. Enlevez-les, cinq fois, dix fois, s'il le faut : le jour où, sans y penser, vous reprenez votre lecture, votre couture ou votre dessin, pendant une minute ou deux, sans les remettre, votre vue est en pleine amélioration.

La souplesse du cou et la très grande mobilité de la tête entrent, *pour moitié*, dans la conservation d'une bonne vue. Le mouvement des globes oculaires, seuls, dans un visage immobile, est toujours une cause de fatigue et de crispation. Abandonnez définitivement le regard dit « du juge d'instruction », nez baissé sur ses papiers, moue dubitative, en brefs coups d'œil rasant les sourcils froncés. Même lorsque vous doutez de ce qu'on vous raconte, regardez vos interlocuteurs bien en face, surtout les enfants que vous réprimandez.

Chaque fois que vous exécutez un travail délicat, que vous attendez, lors d'un rendez-vous ou à l'arrêt d'un moyen de transport qui tarde, assurez-vous que vos mâchoires sont décontractées et, surtout, que vos dents ne grincent ni ne « meulent », les unes contre les autres. C'est l'un des signes fondamentaux du surmenage émotif, qui aggrave les troubles visuels, auditifs et digestifs.

Ne vous surmenez jamais pendant vos jours de repos, sous le mauvais prétexte d'en « profiter à plein » ou qu'alors, « c'est pour *vous* que vous travaillez ». Pour vivre longtemps ET en bonne santé, il faut savoir s'ennuyer de temps à autre. C'est dans ces phases que les adeptes du Yoga mental placent leurs *méditations* les plus fructueuses, celles qui les désintoxiquent du goût de la compétition et de l'agitation gratuite.

Ne cherchez jamais à « tenir » de hautes moyennes kilométriques en voiture. Ne bâclez pas vos repas pour courir à la première séance du cinéma. Ne visitez pas les musées, au galop, ne lisez pas une page de livre en quatre coups d'œil, un journal en six titres et deux annonces publicitaires ; ne hachez pas votre journée en buvant avidement des *flashes* d'informations radiophoniques. Rapprenez à observer PEU de choses, en prenant votre temps...

Vous comprendrez, alors, que ce n'étaient pas vos yeux qui étaient *mauvais*, mais, simplement, votre façon de vivre, donc, de les utiliser.

CHAPITRE XI

L'éducation familiale de la vue des bébés et des jeunes enfants

Dans son ouvrage « Une meilleure vision sans lunettes », le Docteur Bates constate :

« La méthode éducative de Montessori a largement démontré que les jeunes enfants ne retiennent essentiellement que ce qui les intéresse. Il est aussi flagrant qu'ils ne *voient* bien que les choses que leur mental accepte. Sans l'acquiescement du mental, ce que reçoit l'œil n'est ni vu ni connu. »

Avant le cap scolaire, le petit enfant passe, en famille, une période de très haute importance pour l'avenir de sa vue. On s'accorde, médicalement, pour reconnaître que l'assemblage des deux images reçues par les yeux, la *fusion binoculaire*, n'est constante qu'après la deuxième année et, parfois, la troisième.

Lorsque les petits enfants jouent ensemble, le fait de voir ou de ne pas voir distinctement un objet a d'autant moins d'importance pour eux que, neuf fois sur dix, cet objet a une signification mentale totalement différente de sa nature véritable : un chiffon noué est une poupée, un bout de bois est un bateau gréé et peint de vives couleurs imaginaires, un bouchon au bout d'une ficelle est un chien qui folâtre ou un cheval piaffant.

Le mental enfantin néglige complètement les échelles de tailles relatives : le même balai est une bicyclette, puis, sans transition, le plus vaste des autocars. Une vision scrupuleuse et critique des objets gêne plutôt l'enfant, en diminuant la plate-forme imaginative qu'il veut y trouver.

Si, du jour au lendemain, l'école exige de lui une vision froide des choses, ses yeux peuvent se crisper et se détériorer très vite. Du résultat de leurs observations va dépendre une récompense OU une punition, une satisfaction d'amour-propre ou une humiliation. Il y a danger, menace, si les yeux ne voient pas bien. Que l'un des deux soit faible, et l'autre va se surmener d'emblée, pour faire tout le travail.

A l'école, le «Maître» (chose mobile, puissante, difficile à suivre...) désigne un signe, au *tableau*. Le tableau devient une sorte de marché où il faut *acheter* ces signes dont l'enfant n'a pas forcément envie. Qui paie ? Ses yeux, d'abord, en enregistrant le signe, à coups de battements fovéaux malhabiles, sollicités dans un temps trop court. Qu'en dit le mental ? Que c'est rarement *amusant*, encore plus rarement *utile* (car, pour l'enfant, l'*utile*, c'est la plateforme d'un conditionnel imaginable, l'aérodrome du rêve).

Dans de nombreux cas, la barrière de défense contre le gel de la réalité s'édifie dans les yeux. Rien de plus facile, de plus direct, que de couper la réception là où elle devient importune, de *brouiller* l'image. «Votre enfant est instable, inattentif...», soupire le pédagogue. Pensez, pour vous-même, que cette pédagogie n'est pas encore au point. Si votre petit enfant la refuse, ne croyez pas que vos apports parentaux, vos *gènes*, aient été incomplets. Concluez, plutôt, par la nécessité reconnue de préparer votre enfant à l'esclavage du progrès.

Les premiers signes de déficience visuelle

Il est inutile et décourageant de rechercher les *causes* de déficience visuelle, chez le petit enfant. Elles sont si étroitement liées aux éléments du progrès lui-même, que, sitôt décelées, on reconnaît qu'elles sont inévitables, dans l'énorme majorité des cas.

Elles vont de la suppression de la sélection naturelle, qui fait survivre, à tout prix, tout enfant conçu, jusqu'à l'épuisante marmite à bruits et à éclairages désordonnés où on le condamne à vivre ses premiers mois, en passant par l'alimentation artificielle qu'on lui impose, au hasard des modes ou des intérêts commerciaux.

Abandonnez-les et reprenez votre enfant, à trois ans, avec ses yeux tels qu'ils sont, au moment où sa vision binoculaire permanente s'est organisée. Un certain nombre de détails vont vous informer de ses déficiences visuelles éventuelles.

Tout d'abord, notez sa façon de « poser » son regard au réveil, surtout après sa sieste de l'après-midi. Si l'un de ses yeux s'ouvre moins franchement, s'il tourne la tête de côté pour vous regarder ou s'il cille lentement avant d'attraper le jouet qu'il avait demandé « pour dormir », votre surveillance est justifiée.

Ensuite, en belle saison, observez sa façon de se placer et de jouer au soleil. S'il a un œil fragile, il brunira plus vite de l'autre côté de son visage.

Enfin, lorsqu'il est fatigué et qu'il demande que vous le « preniez à cou », bercez-le doucement et notez si ses yeux, avant de se clore, peu à peu, divaguent au loin ou restent fixés sur votre face (votre bouche, principalement, si vous fredonnez pour l'assoupir). Dans ce dernier cas, un défaut de convergence des axes de vision est immédiatement décelable.

N'oubliez pas que l'enfant aime tout ce qui ressemble à un jeu et qu'il est très flatté que les adultes s'occupent de lui. Cela va vous permettre de pousser votre recherche.

Sur un livre d'images qui lui est familier, recopiez une suite irrégulière de deux sortes d'animaux : poules et canards, par exemple. Apprenez-lui, ensuite, à masquer l'un de ses yeux en *palming* et à montrer, de l'autre main, les poules une par une. Ensuite, faites-le changer de main et d'œil pour les canards. Si l'un de ses yeux est faible, il lambinera sensiblement, pour la série correspondante.

Un enfant dont les deux yeux sont également déficients n'est pas forcément apathique ou d'allure « attardée ». Il est, plus souvent, nerveux et désordonné, avec un développement extrême, par compensation, de sa sensibilité auditive.

Dans tous ces cas, l'avis et les indications du spécialiste s'imposent. Toutefois, vous pouvez doubler l'efficacité du traitement en révisant, avec soin, les conditions dans lesquelles vit l'enfant : hygiène alimentaire, heures régulières des repas, silence autour de son sommeil, révision de l'éclairage des pièces où il vit, orientation de son petit lit, taille et forme de ses jouets (qui ne doivent pas être trop petits ni fouillés, pour ne pas l'agacer), choix de ses camarades de jeu, etc.

Souvent, alors, vous constaterez que ces

menues modifications de la vie familiales améliorent, aussi, VOTRE propre vue...

Soins et exercices usuels

A propos des nourrissons, en tenant compte de la composition assez artificielle de leur alimentation, l'école de Bates regrette que les mamans les bercent de moins en moins souvent. Outre l'accélération de leurs digestions, par oscillation lente du bol alimentaire dans l'estomac, il semble bien que cette pratique ait un double effet décontractant, sur la mère comme sur l'enfant.

Dans le domaine de la vision, il est logique que le bercement décontracte les yeux du nourrisson, même non conjugués et accommodant encore mal aux grandes distances, par le même mode d'action que celui du « balancement de l'éléphant », sur l'adulte.

Plus tard, vers deux ans d'âge, il est intéressant d'initier l'enfant à l'*ensoleillement* et au *palming*, comme si c'étaient des jeux. Le *palming*, notamment, peut être associé aux habitudes de propreté, lorsque l'enfant est mis sur le pot, au réveil ou avant de se coucher. La décontraction oculaire qu'il provoque facilite celle des sphincters d'excrétion.

Si l'enfant présente une faiblesse d'un œil et que le spécialiste prescrive le port d'un bandeau ou d'un cache, sur l'autre, pour entraîner électivement le plus faible, il faut veiller à ce que le port de ce bandeau ne communique pas de complexe d'infériorité à l'enfant. On ne le lui pose qu'à certaines heures, lorsqu'on a le temps de jouer avec lui, à des jeux n'exigeant pas une acuité visuelle particulière. Il ne faut pas qu'il se sente infirme ou humilié, car son œil se crisperait encore davantage.

Les meilleures heures, pour ces jeux avec port du bandeau, se situent après la toilette du matin et au lever de la sieste de l'après-midi.

Le balancier de l'horloge

A partir de trois ans, l'enfant peut prendre contact avec les décontractions par *balancements*, qui lui permettront, plus tard, de pratiquer ceux de l'éléphant, du marin, du couloir, etc.

S'il y a une horloge à la maison, placez-le devant. Mettez-vous derrière lui, passez les mains sous ses bras et croisez-les sur sa poitrine. Soulevez-le doucement de quelques centimètres, sans le serrer, et balancez-le au rythme du balancier de l'horloge, en fredonnant une comptine telle que « Bateau, ciseau... » ou « A mon beau château, ma tantirelirelire ».

S'il n'y a pas d'horloge, dites à l'enfant qu'il « serait » le cabas à provisions et que vous « l'emmèneriez » au marché. Faites, alors, cet exercice devant une fenêtre.

Assurez-vous que l'enfant laisse aller sa tête librement : elle doit osciller du même côté que ses bras, mais à l'inverse de ses jambes. Pour ses yeux, la décontraction est fonction de la bonne régularité du balancement.

L'éléphant dans le miroir

Cet exercice est un réducteur du strabisme.

Apprenez d'abord à l'enfant le balancement de l'éléphant (chap. 3). Ensuite, placez-le, à un mètre et vous tournant le dos, devant un miroir, où il puisse se voir (glace d'armoire, par exemple) lorsqu'il est à fin de balancement et qu'il tourne la tête. Masquez son œil normal et cachez, dans votre dos, un jouet, petit lapin ou ours en peluche.

Si le strabisme de l'enfant est convergent (œil gauche, par exemple), il devra chercher à vous voir, dans le miroir, par-dessus son épaule gauche. Si son strabisme est divergent (toujours pour l'œil gauche), il devra vous épier dans le miroir par-dessus son épaule droite.

Lorsqu'il le fait, montrez-lui le jouet, une seconde, mais pas à chaque bout de balancement. Il doit annoncer (ou non) : «Lapin !». Lorsqu'il l'a aperçu, correctement, trois fois (ou quatre, ou cinq, selon son âge), il a gagné : un bonbon, un gâteau sec ou, simplement, un gros baiser.

Le moulin à vent

En exécutant le balancement de l'éléphant, il arrive que l'enfant, avant cinq ou six ans, ne sache pas laisser ses bras ballants. Dans ce cas, dites-lui qu'il est un moulin et faites-lui tenir les bras horizontaux, bien dans le prolongement des épaules, pendant l'exercice. Ce qui a pour avantage de dilater la cage thoracique : l'enfant respire plus profondément.

L'éducation familiale de la vue des bébés / 175

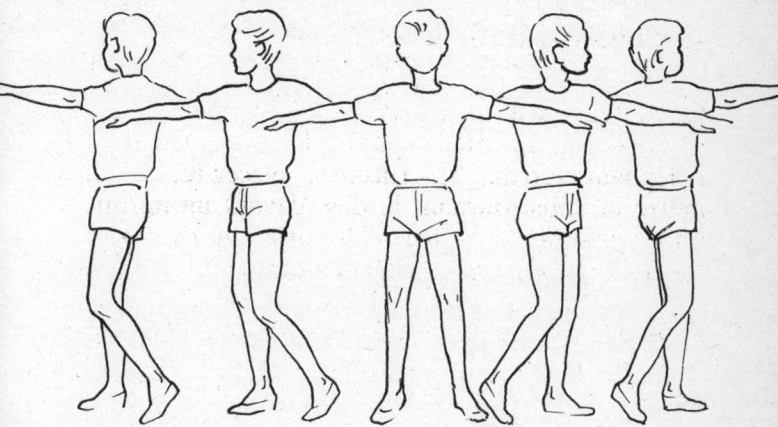

Par contre, limitez les balancements à six, faites-lui baisser les bras en lui disant : « Il n'y a plus de vent », attendez trente secondes et faites « revenir le vent », pour une nouvelle série de balancements.

Ce mouvement a la même efficacité sur la vision horizontale que le « balancier de l'horloge » sur la vision en courbe oscillante (lorsque, par exemple, le regard suit le bord inférieur d'une voûte). L'un comme l'autre rétablissent la coordination axiale des deux yeux.

La façon de faire exécuter le palming

Il ne faut pas que ce soit une corvée pour l'enfant. Comme sa mobilité mentale est beaucoup plus grande que celle de l'adulte, car il *épuise* moins ses sujets de réflexion et en change dix fois plus souvent, cinq minutes d'inaction, avec les yeux masqués par les paumes, peuvent sembler aussi longues, à un enfant nerveux, qu'une heure d'attente dans le noir à un adulte normal. Or, les enfants nerveux ont, très souvent, des vues défectueuses.

Un bon moyen de meubler cette attente consiste à lire à l'enfant, en épisodes, un conte adapté à son âge et qui sera strictement réservé aux *palmings*. Sans s'en rendre compte, il donnera rendez-vous, simultanément, aux personnages de l'histoire et à sa propre décontraction oculaire. Cette dernière, libérant le pouvoir de construire de belles images sur les mots qu'il entend (ce pouvoir que Bates comprend sous le terme de « révision » chez l'adulte), le conte du *palming* l'attirera et l'intéressera doublement.

Lorsqu'il fait beau et qu'il a joué avec des camarades, n'hésitez pas à sortir, dans la cour ou le jardin, pour lui proposer son *palming* (et la suite du conte). Si les autres enfants viennent vous écouter, le bénéfice est général, car les enfants ne savent que rarement prendre des « pauses » utiles, au milieu de leurs jeux de plein air.

La même habitude peut être prise, lorsque l'enfant revient de l'école et après son goûter. Si vous avez peu de temps, habituez l'enfant à pratiquer son *palming*, en écoutant, aux heures convenables, une émission radiophonique quotidienne qui l'amuse.

Les règles de base du *palming* pour les jeunes sont :
☐ brièveté ;
☐ fréquence ;
☐ moments opportuns.

Si les éducateurs, même dans les plus grandes classes, préconisaient le *palming* aux élèves, pendant qu'ils leur lisent un texte d'illustration de la leçon, il y aurait moins d'instabilité scolaire et une meilleure mémoire d'ensemble.

Les jeux de cartes pour enfants

Il existe, dans le commerce, des jeux de cartes représentant des animaux ou des lettres. Achetez-en deux semblables.

Sur le tapis, demandez à l'enfant d'étaler le sien. Vérifiez qu'il le fasse sous bonne lumière, et se tienne debout ensuite, en regardant les cartes dans le bon sens.

Sortez-en une de votre propre paquet et montrez-la lui. Il doit, pour gagner, trouver la même sur le tapis et venir chercher la vôtre, avec laquelle il recouvrira la sienne, dos en l'air. S'il ne trouve pas, passez à la suivante de votre paquet, et ainsi de suite.

L'intérêt de ce jeu est triple. D'abord, la vue de l'enfant travaille à deux distances, en *décontraction active* puisque c'est un jeu. Ensuite l'exercice est rythmé par ses déplacements pour venir chercher votre carte, quand il a gagné. Enfin, avant cinq ans, sa vision s'exerce sur des *formes* (animaux), mais peut, ensuite, passer aux *lettres*, qu'il apprendra sans que vous le lui ordonniez, parce que sa curiosité lui fera vous demander : « Et celle-là, comment tu l'appelles ? ».

Vers sept ou huit ans, vous poursuivrez le jeu en lui demandant d'écrire, avec son paquet, une phrase telle que : *le chat a pris mon goûter...*

Comme il lui manquera des lettres (a, e, o, r, t), il devra vous les réclamer, pendant que vous lui présenterez, silencieusement, une par une, les lettres de votre propre paquet. En variant les distances auxquelles vous lui faites reconnaître les lettres et en notant ses hésitations, ce jeu vous permet, deux ou trois fois par semaine, de contrôler les améliorations apportées par la pratique quotidienne des différents autres exercices.

Voici quelques prescriptions générales, pour que ces jeux soient pleinement utiles :

1. Tout jeu doit être précédé d'un « ensoleillement » et d'un *palming*, de deux minutes chacun.

2. Vous devez tenir vos cartes, en vous assurant que l'enfant les voit sous un angle éliminant tout reflet ou miroitement.

3. Si l'enfant ne reconnaît aucune des cinq premières cartes, animaux ou lettres, c'est que vous êtes trop loin. Rapprochez-vous de lui.

4. S'il reconnaît les cinq ou six premières cartes, puis, que les fautes commencent et se multiplient, c'est que ses yeux se sont contractés. Remettez-le en *palming*, pendant deux minutes.

5. Ne poursuivez pas le jeu plus de dix minutes, coupées d'un ou deux repos, si l'enfant ne gagne pas facilement.

6. Augmentez les distances, semaine après semaine. Mais, si une séance a eu lieu en plein soleil et que la suivante se passe dans une pièce, par temps gris, réduisez la distance précédente : les jeunes yeux sont très sensibles aux différences d'éclairement.

7. Ne laissez pas l'enfant s'écarquiller les paupières sur une carte. Passez à la suivante. Il faut qu'il attrape, au vol, les images, et non qu'il s'en imprègne les rétines.

8. S'il se frotte les yeux, arrêtez le jeu et faites-le respirer profondément, par le nez, en lui disant que cela « chasse les poussières ».

9. Si ses yeux sont d'acuité inégale, faites-le jouer, une fois sur deux, avec son meilleur œil masqué, en ne travaillant qu'à demi-distance.

10. Corrigez les mauvaises habitudes des tout-petits : tête penchée d'un côté, regard oblique, respiration retenue, tous signes de crispations nuisibles. Surveillez aussi vos propres mauvais tics, car les enfants ont un pouvoir d'imitation considérable.

11. Les enfants aux yeux normaux lisent naturellement beaucoup. Si le vôtre néglige ses livres récréatifs et ses illustrés, c'est que sa vue est imparfaite. Relisez tout ce chapitre et, surtout, apprenez-lui à lire dans une position commode, sous bon éclairage, jamais « à la sauvette ».

Les yeux des enfants d'âge scolaire

Les défauts et l'abus de la lecture au tableau noir, précipitent, trop souvent, les faiblesses des jeunes yeux. Les éducateurs, durant les deux premières années du cycle primaire, sont ainsi amenés au rôle de dépisteurs de mauvaises vues, sans que la surveillance médicale scolaire puisse toujours intervenir utilement. On se borne à rapprocher l'enfant du tableau, à moins exiger de son attention, tant qu'il n'est pas pourvu de lunettes, sans traiter les motifs profonds de sa déficience.

Cette dernière n'est pas toujours due, seulement, au mauvais éclairage du tableau, aux reflets qui peuvent le brouiller, humide ou non, lorsqu'on le regarde de certaines places de la salle de classe (et ces *mauvaises* places se multiplient dans les constructions scolaires modernes, plus larges que profondes). Lorsque le tableau singe le grand écran du *cinérama*, il arrive qu'il y ait toujours une moitié de la classe qui voie mal ce qui s'y inscrit.

Il est établi, en plus, que l'enfant, désormais soumis à un horaire précis et chargé, est réticent, devant l'afflux de choses dessinées, peu compréhensibles, quand elles ne sont pas inconnues, comme les lettres et les chiffres. Sa crispation oculaire est beaucoup plus précoce et fréquente qu'à la maison, au milieu de ses objets familiers. Cependant, c'est à l'école que son attention est le plus vigoureusement sollicitée et, parfois, tyrannisée.

Il faut donc, dès les premiers signes de fatigue

visuelle scolaire, que le foyer devienne un milieu de détente, de décontraction, de remise en confiance. Au lieu de dramatiser les mauvaises notes de l'enfant, faites-lui patiemment revoir de près ce qu'il a mal vu de loin, sans toutefois critiquer, devant lui, un éducateur souvent surmené et mal outillé.

Pour que ce réconfort garde une souple discrétion, sans laquelle l'enfant risque de trop opposer la douceur familiale à l'intransigeance bruyante de l'école, il est intéressant de le faire jouer plus souvent aux jeux correctifs, expliqués ci-avant, et notamment aux cartes alphabétiques.

Si l'enfant lit et retient mal les chiffres, dont l'abstraction le déroute, encore plus que celle des lettres (o, c'est quand même une bouche ouverte ; B, ce sont deux lèvres pincées ; P, une lèvre surplombe l'autre, alors que 7, c'est déjà plus que les doigts d'une main...), vous pourrez le faire jouer au « calendrier » (chapitre 6), avec les modifications suivantes.

Le jeu du calendrier

Vous utilisez le grand calendrier, épinglé sur un portemanteau, ainsi qu'un plus petit, de taille moyenne, qui interviendra lorsque l'enfant énoncera les gros chiffres, sans trop d'hésitation. Conservez, aussi, les dix premiers feuillets d'un éphéméride, que vous collerez sur un carton épais et que vous découperez au carré, pour éliminer toute inscription autre que le chiffre lui-même.

Ce jeu est doublement efficace : pour la mère comme pour l'enfant. Commencez-le toujours par un «ensoleillement», effectué pendant un balancement de l'éléphant ou un moulin-à-vent, de deux minutes, suivi d'un *palming*, de deux autres minutes, pendant lesquelles c'est, une fois, la maman qui raconte une histoire et, la fois suivante, l'enfant qui en invente une.

Asseyez-vous, avec l'enfant sur vos genoux, assez près du grand calendrier pour qu'il puisse le toucher du doigt. Prenez un des chiffres d'éphéméride, collé sur carton. Faites-le bien examiner par l'enfant, en bougeant toujours légèrement la main pour que son regard ne s'immobilise pas. Retournez le carton et demandez à l'enfant de retrouver ce chiffre sur le calendrier, partout où il le voit, même au-delà de 9.

Le UN, le DEUX et le TROIS s'apprennent ainsi très vite, parce qu'ils se retrouvent plus fréquemment. Asseyez alors l'enfant, au maximum de distance de sa vision nette, sans crispation. Demandez-lui de dessiner dans l'air, avec son doigt, ces chiffres, tels qu'il les voit, là-bas. S'il hésite, rapprochez-le.

Procédez, par étapes, avec les autres chiffres. Ne faites intervenir le nom et la lecture du ZERO qu'en dernier, car il pose un faux problème à l'impitoyable logique enfantine («C'est quelque chose d'écrit qui veut dire *rien*...»).

Lorsqu'il sait lire les chiffres, de près et de loin, faites-lui en tirer un, au hasard, dans les cartons découpés, puis lire ceux du calendrier tels qu'il les voit (*un, un* pour onze ; *un, deux* pour douze, etc.), en se *taisant* lorsqu'il rencontre le chiffre tiré, mais en *énonçant* tous les autres.

Ce jeu initie l'enfant à la différence entre le nom pensé (en silence), et le nom *énoncé*. En

Yoga mental, c'est que qu'on appelle un *habile-procédé* de discernement (upaya-kaushalya). Ce dernier (l'élimination d'un *objet* choisi, à travers une énumération) est un de ceux qui développent le mieux l'esprit d'observation, donc de ceux qui préviennent la crispation du regard.

La protection des yeux de l'enfant

Récapitulez : votre enfant est inscrit, avant même qu'il naisse, dans un système de protections ingénieuses et multiples. Alimentation, courbe de poids, vaccins, radioscopies, consultations gratuites, pour la moindre éruption de boutons, toute sa jeune vie est minutieusement contrôlée et suivie. Sauf sur un point : sa vue.

A part quelques gouttes de nitrate d'argent dans les yeux, à sa naissance, on les laisse se débrouiller, au milieu des mille traumatismes de la civilisation technique. L'ophtalmologie *traite*, mais ne *prévient* pas, parce qu'il lui est pratiquement impossible de savoir dans quelles conditions les yeux de l'enfant sont surmenés ou traqués : ces conditions allant du choix inopportun d'un papier mural trop bariolé, dans la chambre commune, jusqu'aux éclairages « modernes » mais incohérents, sous lesquels on lui fait rallonger des veillées malfaisantes ; elles passent aussi, à l'insu des parents, par la redoutable épreuve d'une scolarité surpeuplée.

Au-delà de la réponse fataliste que constituent les lunettes, il semble bien qu'une foule d'autres dispositions, moins simplistes, puissent être prises, si l'on veut accorder à la vision de l'enfant son importance réelle. Dans ce sens, Bates et son école ont fait (et font encore) figure de précurseurs, de poseurs de questions gênantes. Il est inévitable que la routine les tienne encore en suspicion, car ils troublent le confort intellectuel des conceptions classiques, sans ouvrir de nouveaux débouchés industriels et, même, en risquant de ralentir certaines fabrications d'optiques.

Aucun Yoga n'entre en lutte contre les faits, mais tous s'appuient sur la notion d'efficacité. Si votre enfant myope recommence à lire le titre d'un journal à cinq mètres après quinze jours d'ensoleillements, de *palmings*, de nuits calmes, de repas sans chicanes et d'exercices bien choisis, ne cherchez pas à mesurer si c'est Bates, votre tendresse ou le Yoga qui ont le plus agi. Ce qui compte, c'est la *vision* normale que l'enfant aura récupérée.

A vous, alors, de l'entretenir, en pensant, *aussi*, que vous pourriez, peut-être, entretenir la VOTRE, contre les coups de la vie et des ans.

# CHAPITRE XII

L'indifférence aux couleurs

En 1945, André Girard écrivait, dans la revue *Vogue* :

« On ne peut pas *croire* rigoureusement ses yeux. Nous vivons dans un monde qui est une suite d'illusions d'optique. Nous sommes sûrs de voir des *couleurs :* pourtant, elles ne naissent que dans notre cerveau. Nous ne trouvons certaines choses *jolies* que si nous en connaissons d'autres, du même ordre, à l'avance et en point d'appui. »

Nous ne sommes pas tous, et de loin, également sensibles aux couleurs. Nous nous en apercevons par deux voies.

La première, la plus générale, est *qualitative*. Elle se rattache souvent à notre variété personnelle de « tempérament » physiologique : ce dernier nous pousse plutôt vers certaines couleurs que vers d'autres (vers une certaine bande du spectre, diraient les physiciens). Les « moins-aimées », ensuite, nous laissent beaucoup plus indifférents.

Cette hiérarchie de préférences instinctives, de *tropismes* personnels, se manifeste notamment à propos de la couleur des aliments. Vous pouvez, dès demain et durant les jours suivants, déceler quels sont les vôtres. Il vous suffit de pratiquer l'exercice « la sélection des couleurs », tel qu'il est proposé au chapitre 8, avec notes récapitulatives, le soir. Entre les jours *bleu, jaune* et *rouge*, il y en aura un où vos notes seront nettement plus abondantes : c'est la couleur dominante de votre « tempérament » actuel.

Nous ne pouvons détailler ici les *pourquoi ?* de ces tropismes (goût du bleu chez les surmenés, du rouge chez les anémiés et les blonds lymphatiques, du jaune chez les déficients nerveux, du vert chez les anxiés, etc.). Pour VOTRE vue, il suffit de savoir si vous en présentez un, ou non.

Parfois, vous le connaissez à l'avance. Parfois, aussi, vous *savez* que vous êtes hypersensible à certaines nuances ou voisinages de couleurs (surtout vous, Madame...). Tel orangé *tango*, gloire des années 1918-1925, vous fait grincer les dents, alors qu'une cravate bleue sur une chemise verte fait avaler votre voisine de travers.

A l'opposé, il arrive que l'aspect *couleur* des choses vous laisse aimablement indifférent. Au cinéma, le noir et blanc vous emporte autant que la palette des superproductions. Au musée, vous vous attardez devant es contours nets et vous délaissez les impresionnistes. Pour vous, un costume est sombre ou clair, sans plus.

Le deuxième moyen de constater cette indifférence est quantitatif. Pour les nécessités de la profession que vous exercez, beaucoup de psychotechniciens commencent à la mesurer, par principe : degré de sensibilité au vert, au rouge et au jaune chez les conducteurs de tous véhicules ; (bleu + jaune = vert, etc.) ; éclairement minimum de discernement de certaines couleurs, etc.

Comme votre vie peut dépendre de cette sorte d'inattention, que vous soyez piéton ou automobiliste, il est très utile de savoir à quoi elle est due et comment elle peut se corriger.

La couleur et les terminaisons nerveuses rétiniennes

Les spécialistes de l'évolution des espèces pensent que l'œil primitif était sensible à la quantité de lumière reçue et non à sa fréquence, source de l'impression de *couleur*.

Avec le temps, certaines terminaisons nerveuses de la rétine se sont spécialisées, communiquant au cerveau des messages particuliers, pour telle ou telle sorte de vibration des grains de lumière. Un enrichissement semblable avait lieu pour l'oreille, qui commençait à déceler des *notes* et des *tons* musicaux, dans la jungle des bruits en tam-tam, en roulements précipités, puis, en frottements.

On suppose qu'une première série de *cônes* reçoit la lumière, en vrac, et en retransmet les nombres de périodes vibratoires à une deuxième série, par des circuits, accordés sur des fréquences précises. Cette deuxième série refait un filtrage distributif et expédie le tout, point par point, à une nappe ganglionnaire cérébrale double, où s'agencent les images reçues de chaque œil. L'interprétation mentale n'intervient qu'ensuite.

L'individu, conçu par l'addition de deux demi-cellules génitrices, répète pratiquement toute l'évolution de son espèce, avant d'atteindre l'âge adulte. Si ses yeux sont insensibles aux couleurs, c'est presque toujours parce qu'il n'utilise pas toutes leurs indications, et non parce qu'il y manque des « pièces ».

N'insistons pas sur les motifs du refus ou de la négligence des couleurs : ils rejoignent ceux des troubles d'accommodation, du manque d'endurance visuelle et de la fragilité rétinienne. Tous motifs que M.D. Corbett lie au type de vie *sophistiquée* de l'homme moderne.

Cet homme se comporte, trop souvent, comme une alouette, hypnotisé qu'il est par les mille facettes du miroir mécanique du progrès. S'il parvient à en décrocher son regard, le cours ancestral de son développement peut repartir. Il *trouve*, alors, la pleine sensation des couleurs, comme il aurait dû l'acquérir dans ses toutes premières années d'existence.

Il s'intéresse à l'aquarelle ou aux pastels de ses enfants. Il les guide dans le mélange des trois couleurs fondamentales : bleu, jaune, rouge, pour obtenir vert, orange, mauve et violet. L'arc-en-ciel prend un sens et les couchers de soleil ne sont plus un simple passage du clair à l'obscur.

C'est au crépuscule, d'ailleurs, que la notion de couleur prend sa valeur la plus intense, car on la sent fuir. La nuit, les chats (et tout le reste) sont *gris*. Le soir attriste les petits enfants et les vieillards parce qu'ils n'ont pas (ou plus) confiance dans le retour du soleil. Cela explique pourquoi tant de civilisations ont fait, de la lumière, la première des divinités.

Les principaux troubles de la vision des couleurs

Le premier est la *saturation*. si vous restez très longtemps devant une surface d'une seule couleur vive, votre sensibilité aux autres couleurs va être complètement perturbée.

Quelques mots d'explication sont nécessaires.

Comment se manifeste une *couleur ?* Par un rythme, une fréquence particulière, une vibration, sur place, que ses *grains* de lumière communiquent aux molécules chimiques des cônes rétiniens. Quelles sont ces fréquences ? Elles sont très rapides, mais chiffrables : 400 à 800 mille milliards de battements par seconde. Et, fait très important, l'œil humain n'en interprète qu'une « octave », une série allant de la plus basse, qu'il reçoit *rouge*, à un peu moins de son double, qu'il reçoit *violet*. Les intermédiaires sont successivement traduites par *orangé* (440×10^{12}), *jaune* vers 500, *vert* autour de 580, *bleu* vers 650, *mauve* à 720.

Quand l'œil reçoit « un peu de chacune », il l'interprète par *lumière blanche* : c'est celle qu'envoie le soleil et qui a conditionné les perfectionnements successifs de l'œil lui-même. A l'opposé, l'œil interprète comme *noir* tout objet dont la surface « boit » les grains de lumière, sans en laisser rebondir d'aucune sorte visible, d'aucune *couleur*, au sens de l'œil lui-même.

La première sensibilité rétinienne, celle des bâtonnets, néglige la fréquence particulière, pourvu que les battements des grains de lumière soient dans *l'octave* visible. Au-dessous et au-dessus de cette octave, les fréquences reçues ne sont plus l'affaire de la rétine, mais de la peau et des muqueuses. Rappelons brièvement que les « moins-rapides », les *infra-rouges*, s'étendent sur huit octaves et s'interprètent en chaleur, tandis que les « plus-rapides », les *ultra-violettes*, donnent les coups de soleil et stimulent la reproduction cellulaire.

Dans l'octave visible, il est naturel que la rétine travaille à moindre effort vers la fréquence moyenne, c'est-à-dire sur du vert chartreuse clair. Aux extrêmes, le rouge et le violet sont, l'un, irritant, et l'autre, attristant.

Mais l'œil ne percevant qu'une octave, le mental a tendance à « boucler » la palette des couleurs, à confondre le rouge le plus bas avec celui qui point, au-dessus du violet, tout comme l'oreille trouve un *accord*, un air de parenté, entre deux *do* qui se suivent, sur le clavier du piano, bien que le second batte exactement deux fois plus vite que le premier.

Cette répartition circulaire des couleurs place le rouge, le jaune et le bleu à un tiers du cadran l'un de l'autre. Entre eux naissent l'orange, le vert et le violet. La rétine travaille à moindre fatigue, si les charges sont réparties sur toutes les fréquences, donc si le jaune s'équilibre par du violet, le bleu par de l'orange et le rouge par du vert.

Quand les yeux sont tyrannisés par une seule couleur, *saturés*, dirons-nous maintenant, la rétine se charge de crier casse-cou. Les diplomates, qui ont passé quatre heures au-dessus d'un tapis vert, *voient*, durant la demi-heure qui suit, tous les autres objets anormalement rouges ou bruns. Dans un paysage où domine le sable jaune, toutes les ombres semblent violettes. Par un jour sans nuages, laissez errer votre regard sur le « ciel de Provence », pendant dix minutes. Baissez les yeux sur votre gracieuse compagne : vos rétines la dotent d'une carnation asiatique, même si vous venez d'arriver par le train du matin.

Il est rare que ce soient les yeux qui fassent peu de cas des couleurs. C'est, presque toujours, dans leur intime liaison avec le mental que la réticence se manifeste, parce que les couleurs ne font qu'ajouter à la confusion, lorsque les yeux accommodent mal.

Cependant, si le pourpre rétinien est mal nourri ou pauvre, il est intéressant de l'aider, au moins pour moitié, en prenant de la vitamine A1, dont le rôle a été expliqué au chapitre 2.

Au-delà, il est évident que le sens et le goût des couleurs réapparaissent parallèlement à l'accroissement de netteté des images reçues par la rétine.

Quelques exercices pour accroître votre sensibilité aux couleurs

Une boîte d'aquarelle suffit, pour commencer. Empruntez celle d'un adolescent de votre entourage, en sollicitant sa collaboration : il sera flatté et vous servira de correcteur.

Après vous être bien décontracté (ensoleillement et *palming*), demandez-lui de vous choisir son bleu « le plus bleu », son jaune le plus jaune et son rouge le plus rouge. Sur une feuille de papier à dessin, épais et bien blanc, tracez six traits parallèles, espacés de trois centimètres, avec un crayon noir léger. Sur les indications de votre guide, teintez le premier intervalle en bleu, le troisième en jaune et le cinquième en rouge. Observez les changements de teintes pendant que ces lavis sèchent.

Mêlez, alors, les teintes, deux à deux, dans un godet, lavé après chaque combinaison, pour obtenir du vert, puis de l'orangé, qui meubleront, dans l'ordre, les intervalles restés blancs. Aux deux bouts, enfin, ajoutez une bande de violet. Laissez sécher.

Le lendemain, coupez, au bout de chaque bande, un carré de trois centimètres de côté. Six teintes, en tout, que vous numéroterez, dans l'ordre de votre arc-en-ciel, au dos.

Ensuite, au fil des instants de liberté, amusez-vous, une fois par jour, à retrouver l'ordre initial de ces couleurs, en les rangeant côte à côte, et à le vérifier, en les retournant, l'une après l'autre. Ensuite, étalonnez, avec vos carrés vert, orangé et violet, quelques objets, de couleur voisine, en vous posant les questions de *proportions* : « Cette capsule de bouteille est-elle plus rouge ou plus bleue que MON violet ? Cette orange (fruit) est-elle plus jaune ou plus rouge que MON orange (lavis) ? Cette laitue est-elle plus bleue ou plus jaune que *mon* vert ? ».

Complétez · vos observations, sans cartes-témoins, au hasard des déplacements quotidiens : fonds des affiches publicitaires, vitrines des fleuristes, étalages de tissus, etc.

De tels exercices peuvent faire sourire ceux qui croient avoir une vision normale des couleurs. Cependant, les élèves de Bates ont ainsi récupéré, pour des emplois de mécanicien, de chauffeur de camion et de pilote d'avion, des candidats dont l'accommodation était excellente, à toutes distances, et qui, malgré cela, avaient échoué aux tests sur couleurs (épreuves de Stilling et Ishi Hari, entre autres).

Les couleurs et la décontraction mentale

Certaines publicités vous affirment, ou à peu près : « Si vous savez lire, vous savez dessiner ». C'est exact. En parallèle, dites-vous : « Si je sais *voir*, je sais peindre ».

Il est extrêmement reposant de comparer des couleurs artificielles, avant d'en teinter un papier fort, un carton ou une toile, à celles qu'un objet bien éclairé renvoie sur vos rétines. A l'opposé du dessin, où les proportions imposent aussitôt le souci de *mesurer*, la peinture demeure beaucoup plus *qualitative* que *quantitative*. Elle n'astreint pas la pensée au *pas cadencé* des chiffres.

Une vue ne se conserve bien que lorsqu'on a secoué son indifférence aux couleurs. Cela commence lorsqu'on n'accepte plus n'importe quelle teinte pour les objets usuels, ceux sur lesquels le regard court, quotidiennement, dix, vingt, cent fois. Ils vont du manche de la brosse à dents aux couvertures du lit, passent par le papier mural, les carrelages, à la campagne, les tapis, à la ville et, ce qu'on néglige trop, le linge de table.

Le foyer, si exigu soit-il, doit être une porte de sortie, dans l'édifice des tracas et des luttes. Pour vos yeux, tout ce que vous y rassemblez doit être le contrepoids du climat du dehors, plus encore par les couleurs que par les contours et les reliefs. Si votre vie se passe dans une cité du Nord, où une grande sobriété des constructions s'harmonise avec la lumière bleutée des plaines, les teintes efficaces seront plutôt claires, chaudes et vives. Vous éprouverez un sain plaisir à permuter vos bibelots, à faire jouer, sur les meubles, la lumière du jour passant à travers de légers brise-bise, teints d'un jaune très clair.

Si vous habitez un pays de grand soleil, à végétation exubérante, vous vous plairez instinctivement au milieu de meubles plus sombres, de murs gris ou ocres, sur lesquels luiront des cuivres rouges et des faïences aux dessins très simples, sous la lumière mesurée par les persiennes en auvent.

Si vous êtes indécis, si vos fenêtres prennent peu (ou pas) le soleil et si le voisinage est très bruyant, la couleur dominante doit se tenir au milieu de l'*octave*, expliquée ci-avant, c'est-à-dire autour du vert, entre le « chartreuse » et l'émeraude. Empiriquement et par approximations successives les spécialistes de l'organisation du travail se sont aperçus que c'est dans les bureaux et ateliers, ainsi peints, que l'on obtenait le meilleur rendement d'un personnel moins nerveux et mieux portant. Un regard sur l'arc-en-ciel et cinq minutes de réflexion pouvaient le leur faire prévoir.

L'influence des couleurs sur la qualité de la vue est beaucoup plus importante qu'on ne le croit. Le *noir sur blanc*, rigide et tranché, fait essentiellement travailler les bâtonnets rétiniens, plus nombreux vers la périphérie. Si l'œil se crispe sur un dessin compliqué, énergiquement imprimé sur un papier glacé très blanc, la *fovea* refuse les reflets, à peu près inévitables, et les deux yeux tentent une vision oblique, moins nette mais moins traumatisante.

Le même fait se constate avec les épreuves photograhiques : une épreuve en teinte chamois, sur papier mat, est moins nette, mais plus douce et génératrice de relief qu'une épreuve en noir, sur papier glacé. Prévues pour recevoir des fréquences assez précises, les rétines « fouillent » mieux les taches ou les traits teintés que les noirs. Depuis qu'existe un libre choix des couleurs d'encres, pour stylographes ou stylos à billes, il ne s'en vend qu'une faible minorité de noire, en même temps que se multiplie la vente des papiers à lettres teintés. Ici, l'instinct de conservation individuelle de la vue s'exprime de façon significative.

En récapitulant la bonne cinquantaine d'exercices que vous a suggérés ce livre, jusqu'ici, vous pouvez constater que moins d'un tiers d'entre eux s'effectuent sur des dessins, des tableaux et des appuis visuels, en noir sur blanc. Si vos besoins et préférences personnelles vous font choisir les vôtres surtout parmi ces derniers, n'oubliez jamais d'en effectuer au moins un, supplémentaire, qui fasse intervenir la vision des couleurs. L'utilisation rationnelle de vos rétines l'exige.

CHAPITRE XIII

La décontraction et la surdité

Pour s'expliquer la présence d'un chapitre sur la *surdité*, dans un livre intitulé *Yoga des Yeux*, il faut examiner, de plus près, l'intime liaison existant entre la vue et l'ouïe. Ou, encore, selon les habitudes mentales du Yoga, il est nécessaire de méditer, avec soin, le passage suivant de l'Evangile de Saint-Marc (VIII, 18) :

« Vous avez des yeux, vous ne voyez pas et, ayant des oreilles, vous n'entendez pas et vous ne vous souvenez pas. »

Les cinq sens récepteurs fonctionnent, presque toujours, simultanément, lorsque vous enregistrez un fait, un objet inconnu ou une ambiance. Un paysage n'est pas qu'un simple agencement de contours et de coloris, sous les inflexions de la lumière qui le baigne. Il vous transmet, aussi, les chants du vent ou des oiseaux, une fraîcheur ou une chaleur, une humidité ou une sécheresse, avec des effluves précis, frappant votre odorat et posant une saveur particulière sur vos lèvres.

Si l'un des sens transmet de travers ou mal les messages de son ressort, le secteur mental correspondant ne suit pas les autres. Avant que l'ensemble, la pensée consciente, ait fait la « part du feu », l'organe récepteur fautif va être tarabusté, localement hypertendu, et il se crispera, en crispant partiellement ses voisins.

De nombreux éducateurs ont constaté que les enfants qui entendent mal ont une vue qui se fatigue plus vite que celle des autres. S'ils cherchent à *lire* ce que disent leurs interlocuteurs, leur regard se bloque et se crispe sur le seul mouvement des lèvres. Leur mental doit imaginer l'*intonation*, non perceptible, et ne peut même pas compléter ses informations par l'enregistrement de la *mimique,* qui se développe en dehors de leur axe visuel immobilisé.

On a cru trop longtemps que la compensation d'un sens récepteur défaillant, par un ou plusieurs des autres, était automatique. Si elle se réalise assez bien avec la cécité de naissance, elle est beaucoup plus rare avec la surdité congénitale, et de bons yeux, associés à des oreilles fines, ne redonnent jamais l'odorat à un nez enrhumé.

Par contre, l'épaulement mutuel des sens, pour le meilleur comme pour le pire, est très net. Chaque fois qu'une vue s'améliore, l'audition devient plus étendue et plus nuancée. Si vous débarrassez vos tympans d'un bouchon de *cerumen* ou si vous rétablissez la pression de l'oreille interne, en perméabilisant votre trompe d'Eustache (en avalant avec le nez pincé), vous « voyez plus clair », aussitôt.

Le principe de S.W. Mitchell (chapitre 3) y trouve sa confirmation : la *décongestion,* obtenue en un point, devient « régionale » car les yeux et les oreilles sont irrigués par le même groupe principal de vaisseaux. Si le goût et l'odorat suivent de plus loin, c'est parce que la masse muqueuse où ils étalent leurs terminaisons nerveuses, leurs antennes réceptrices, est beaucoup plus dispersée et pesante (voûte du pharynx et masse postérieure de la langue). Quant au toucher, ses liaisons doubles avec les autres sens sont très nombreuses et, souvent, inattendues.

Ce n'est pas toujours au figuré que l'on dit : « Sa vue me réchauffe », ou « Ce spectacle me glace » ou « me hérisse ». De même, parle-t-on naturellement de couleurs « criardes » et de compositions de teintes « mélodieuses ».

Si vos yeux se décontractent avec difficulté, essayez de pratiquer vos exercices sur une musique douce, sans éclats, n'évoquant pas des mouvements rapides ou saccadés : des *blues*, plutôt que des *twists*, et Massenet plutôt que Wagner.

Evitez le chant, dont les paroles réalimentent le foyer imaginatif. Pour le *palming*, surtout, écoutez une émission de musique ininterrompue ou, si vous le pouvez, un disque *longue durée* que vous aimez assez pour le réentendre, chaque jour, pendant une période prolongée. Si vous avez assez d'*oreille* pour remarquer le passage sur lequel vous sentez vraiment vos sourcils moins pesants et vos paupières plus libres, il est très probable que, le lendemain, une seconde décontraction se produira au même passage. Vous aurez associé et *conditionné* votre traitement.

Le mécanisme de la surdité

Tandis que l'œil interprète une seule *octave* de fréquences électro-magnétiques des grains de lumière, l'oreille transforme en sensations distinctes neuf octaves de fréquences élastiques, à elle transmises par l'air, les liquides et la plupart des solides.

Si sa circulation sanguine est pauvre ou si les cicatrices d'inflammations répétées s'y multiplient, les fréquences retenues, qu'elle transmet au cerveau, se clairsèment, en hauteur comme en intensité. C'est une surdité de *réception*.

Si le transformateur de fréquences en modulations d'influx nerveux (organe de Corti) est fantasque, c'est une surdité de *transmission*.

Si, arrivant au cerveau, l'influx modulé étourdit, dérange ou agace le mental conscient, ce dernier « jette au panier » les renseignements reçus. C'est une surdité d'*interprétation*.

Avec la tornade incessante des bruits du progrès, la troisième commence à prendre le pas sur les autres. Tel de vos proches (ou, peut-être, vous-même) laisse parler l'interlocuteur, attend qu'il finisse et demande, alors, très naturellement : « Permettez... Qu'est-ce que vous avez dit ? »

C'est le type même de surdité par crispation défensive. Neuf fois sur dix, elle intervient au même moment et pour les mêmes raisons que la crispation oculaire. Elle est, naturellement, traitable par des moyens analogues, quand ce ne sont pas les mêmes. C'est pourquoi il en est question ici.

Les fréquences élastiques nocives

Une nouvelle notion est nécessaire pour comprendre comment les *bruits*, fréquences élastiques, peuvent multiplier la fatigue provoquée par la lumière artificielle, ensemble de fréquences électro-magnétiques, haché en tranches régulières par la *période* du courant qui le fabrique.

Cette notion est celle de *résonance*, un phénomène si important qu'il est la source de toute vie, quelle qu'elle soit. Un de ses aspects les plus simples, les plus quotidiens, est la mise en transe de l'un de vos carreaux de fenêtre, mal mastiqué dans son cadre, chaque fois qu'un certain type de véhicule passe dans la rue. Si le carreau est petit et que la crécelle du bruit de moteur soit très aiguë (petites cylindrées des « deux-roues »), sa résonance peut aller jusqu'à vous faire crisser les dents, serrer la gorge et pleurer les yeux. Mais cela est encore fugitif : des périodes de temps, proportionnellement larges, séparent les passages de véhicules et vous permettent de vous décontracter.

Il en va tout autrement lorsque vous travaillez avec des instruments ménagers ou des outils à propulsion électrique. Cette fois, les fréquences élastiques qu'ils vous transmettent sont, soit celle de la *période* du courant alternatif qui les meut, soit un multiple entier de cette période, une *harmonique*, selon les musiciens.

Or, qu'est-ce que l'œil ? Un petit globe plein de liquide, de longueur modifiable par les muscles, mais demeurant de l'ordre de quelques centimètres. Les fréquences élastiques, les sons, s'y déplacent à une vitesse de l'ordre de 1.500 m à la seconde. Il entre en *résonance* avec les fréquences élastiques de l'ordre de 40.000 par seconde, heureusement très rares et très peu intenses dans la nature. L'oreille humaine ne les *entend* d'ailleurs pas et les physiciens les appellent *ultra-sons*.

Mais une résonance particulière, physiologique, intervient lorsque l'organisme est secoué cinquante (ou plusieurs fois cinquante) fois par seconde, *pendant* que l'œil subit cinquante allumages et extinctions dans le même délai (éclairage alternatif). Il réagit aux deux excitations ajoutées comme la mâchoire du conducteur auquel le mauvais état du pavage (et de ses amortisseurs) fait claquer les dents : il se crispe en défense. D'où fatigue, troubles de l'accommodation et perturbation du cycle chimique des cellules rétiniennes.

Vous comprenez, maintenant, combien les

bruits peuvent détériorer votre vision, dans certaines conditions. Vous comprenez, aussi, pourquoi la surdité d'*interprétation* («Qu'est-ce que vous dites?») n'est pas une maladie, mais un système de défense, dans de nombreux cas. Tout cela est du pur Yoga car la perception des véritables causes de malaises est, en soi, un encouragement à les éliminer.

Notez que votre tandem, œil-oreille, peut très bien supporter les basses fréquences et se crisper sur les hautes ou inversement. Il est extrêmement rare que vous soyez simultanément allergique à toutes, que les voix graves vous agacent autant que les registres féminins haut perchés, que le trombone vous accable autant que les *pizzicati* du violon. Dans ce dernier cas, seule l'obscurité silencieuse d'une chambre de clinique vous apportera la décontraction indispensable.

Dans la vie courante, nos oreilles sont le champ d'une bataille incessante entre les bruits de fonds artificiels (rue, engins mécaniques, radio, trépidations) et tel message que nous nous efforçons de suivre comme un fil dans un écheveau (phrases d'un interlocuteur, petite chanson que nous nous fredonnons mentalement «pour nous donner du courage» ou, même, ronron particulier d'un engin que nous employons : automobile, machine à coudre, aspirateur, etc.). Ce surmenage est le même que celui subi par les yeux, lorsqu'il leur faut suivre, de nuit, un bas-côté de route mal éclairé, en s'abstrayant des éclats fulgurants de phares venant à leur rencontre.

L'amélioration de l'audition par la vue

Ce sous-titre vous semblerait paradoxal si vous n'aviez pas, très probablement, expérimenté déjà ce qui suit :
1. Vous n'avez pas besoin d'entendre *tous* les sons d'une phrase prononcée pour la comprendre. Si les « trous » ne sont pas trop nombreux, le mental fait automatiquement les « reprises », comme il le fait, dans l'image *pensée*, pour les éléments de clichés tombés sur la petite zone aveugle de la rétine où débouche le nerf optique.
2. A volume égal de son, vous pouvez mentalement *choisir* entre deux timbres de bruits et n'en retenir qu'un seul, à travers leur mélange. Si le mari et la femme vous parlent en même temps et à la même vitesse (c'est assez fréquent, lorsqu'ils sont mariés depuis plus de dix ans...), vous pouvez écouter et comprendre l'un OU l'autre. Votre mental fait un travail analogue sur les messages des yeux, lorsqu'il ne retient QUE les coloris ou les contours dissonants, dans un ensemble (triage des cailloux ou des graines étrangères dans un grand plat de lentilles ou de haricots secs).

Si votre oreille est paresseuse sur les bruits faibles (tic-tac d'une montre ou d'une pendulette, à distance), vos yeux vont vous secourir.

A l'heure où les bruits du dehors s'atténuent, demandez à un proche, doué d'une ouïe normale, de vous aider. Placé à côté de vous, il va, du bout de l'index, tapoter votre nuque, sur l'occipital (os postérieur du crâne), en suivant, le plus exactement qu'il le peut, la cadence du tic-tac de la pendulette. Pendant ce temps, détaillez le cadran, les aiguilles, les chiffres ou les points qui les remplacent, d'un regard souple, mobile et très décontracté. Fermez les yeux pendant vingt secondes dès que l'image se brouille. Respirez profondément, en silence. Rouvrez les yeux. Continuez l'examen de la pendulette.

Au bout de quelques minutes, trois ou quatre, en général, vous prenez conscience de l'infime mouvement de la grande aiguille. Puis, elle vous semble bouger par tressauts minuscules, au fil des tapotements que ressent votre nuque. Puis, distinct des tapotements et du reste des bruits ambiants, le trottinement du tic-tac se manifeste, s'efface, se manifeste, de nouveau ; ne *tendez* surtout pas l'oreille : laissez-le venir et s'en aller, à son gré.

A *son* gré ? Evidemment pas. Au gré de votre mental, en réalité, qui commence à sélectionner, dans le fatras des sons ambiants, CE tic-tac qu'il relie au cheminement de la grande aiguille. Remerciez votre assistant et refaites l'expérience, sans son aide, pendant trois ou quatre minutes. Dans toutes les surdités d'interprétation, cet exercice a des effets bienfaisants sur la vision et l'audition, en quelques séances, car il est éminemment décontractant.

Si vous avez la chance de posséder une vieille horloge, elle constitue un excellent sédatif pour les hypertendus et les cœurs «nerveux». Il vous suffit d'abandonner la discussion, la lecture, la couture ou la lettre sur laquelle vous êtes en train de vous agacer. Regardez osciller le balancier, en n'écoutant plus QUE son tic-tac. Laissez passer une minute, environ, sans quitter l'horloge de l'œil, de l'oreille et de la pensée. Son battement, plus lent et mieux frappé que votre pouls, tend à mettre ce dernier « au pas », tout comme un vieux cheval ralentit les gambades d'un poulain, lorsqu'ils sont attelés à la même voiture. La simplicité sans problème du mouvement du balancier freine, simultanément, les « ruades » de l'imagination, qui sont un élément hypertenseur indéniable.

Pendant toutes vos périodes de loisirs, il est très fructueux de bien enregistrer les sons naturels d'un paysage, au cours de la journée, et de les *réviser,* le soir, au lit, en *palming* des oreilles, lorsque vous sentez venir le sommeil. Quels sons ? Il y en a de cent sortes, toutes plus émouvantes et poétiques les unes que les autres.

Il y a le cliquetis cristallin du ruisselet de montagne, au bord duquel vous avez goûté. Il y a le chœur en chaîne des cigales de Provence, le tintinnabulis lointain des cloches de vaches, en Auvergne, l'aboiement d'un chien, dans le soir qui tombe. Il y a, aussi, le crissement de vos pas sur les feuilles mortes ou les aiguilles de pin ; les mille chants d'oiseaux, depuis les trilles de l'alouette bondissant face au soleil jusqu'aux criailleries des corneilles autour du clocher, en passant par l'appel des courlis qui se déhanchent sur les grèves, au crépuscule.

Tous ces timbres sont précieux, parce que l'œil y trouve autant d'objets de *révisions* mentales que l'oreille. Ils dépassent la portée sédative et décontractante de la simple musique car ils sont liés à des souvenirs agréables, enregistrés, presque toujours, en période de décontraction *éprouvée.* Ici, encore, le réflexe conditionné joue, sans effort.

Il reste, maintenant, à voir comment vous pouvez améliorer et entretenir votre audition, parallèlement à votre vue.

Comment prêter l'oreille

Une audition crispée se reconnaît à des signes assez semblables à ceux de la crispation de la vue : confusion des timbres, sensation de bruits en « rafales », amenuisement de celui que l'on essayait de discerner, dans l'écheveau, et, surtout, sensation d'oreilles bouchées.

Cette dernière impression est effectivement due à un spasme musculaire : celui des éléments du haut-pharynx, dans lequel vient déboucher le tuyau équilibreur de pression de l'oreille interne, la trompe d'Eustache. Si l'orifice de la trompe est contracté, l'air s'y raréfie rapidement et le tympan, première lame vibrante au gré des sons reçus, se bombe vers l'intérieur, en perdant sa souplesse.

Il faut apprendre à faire jouer cet orifice, en avalant énergiquement sa salive, parfois en toussant ou, encore, en crispant les mâchoires. Découvrez votre procédé personnel : le résultat positif est toujours annoncé par un petit claquement interne, spécifique, aussitôt suivi d'une augmentation des bruits enregistrés.

Lorsque le bruit vous étourdit, n'hésitez pas à faire un *palming* des oreilles, très actif, si vous fermez simultanément les yeux. Pour décontracter, ensemble, ces deux centres récepteurs, dérivez votre attention sur des sensations qui les laissent en repos. Pensez au goût d'une soupe chaude, à une odeur de fleur ou de parfum composé. Mâchez, mentalement, un brin de menthe ou un radis rose et frais, ouvrez un sachet de lavande, humez un bâton de vanille.

Répétez-vous que tous les principes de décontraction générale (chap. 3) sont valables pour l'entretien d'une bonne audition. L'ensoleillement, en particulier, est très efficace sur le conduit auditif externe. L'orientation de la tête, pour essayer de faire pénétrer les rayons solaires jusqu'au tympan, si possible, n'est pas très difficile à trouver, si vous prenez soin de tirer le bourrelet antérieur de l'orifice en avant, avec votre pouce. L'impression de tiédeur, en profondeur croissante, vous guide très bien.

En hygiène permanente, ne tolérez jamais que la radio ou le son de la télévision couvre le volume de son d'une conversation normale. Sans cela, une dangereuse compétition s'engage entre les haut-parleurs et les interlocuteurs. Présentez vos excuses, mais allez baisser la tonalité. A l'exception des fanatiques, tout le monde vous en saura gré.

Même par diplomatie ou par excès de courtoisie, n'écoutez jamais deux interlocuteurs, en même temps. Coupez, avec un large sourire, l'une des conversations.

Toutes les fois que vous lisez, assis devant une table, essayez le *palming* de vos oreilles. Un grand nombre d'enfants le font, d'instinct, pour apprendre leurs leçons, et ils ont raison. Imitez-les, pour examiner un schéma compliqué, pour comparer des coloris ou pour lire une lettre à l'écriture incertaine. Dans ce dernier cas, il arrive souvent que vous compreniez beaucoup de mots mal formés, en *révisant*, simultanément, le timbre et les intonations habituelles de votre correspondant.

Enfin, c'est en *palming* des oreilles que vous reverrez, avec le plus de plaisir, vos photographies de vacances et de voyages.

CHAPITRE XIV

L'art de voir les choses en face

Supposez que quelqu'un, après avoir déchiffré, en haut de page, le titre de ce livre, par-dessus votre épaule, vous demande maintenant : « En résumé, qu'est-ce que c'est, le Yoga ? »

Il est probable que vous lui répondrez :

— LES Yogas, ce sont des méthodes de bien-être, physique et mental. Celui-ci, c'est la bonne façon de *regarder*.

Mais, cependant, vous n'aurez bien résolu le problème de *votre* vision que si vous acceptez de vous poser deux dernières questions. Les voici :

« Comment regarder ce qui se présente ? »
« Comment discerner ce qui M'occupe ? »

La grande majorité d'entre nous ne tient jamais assez compte de la valeur RELATIVE des messages reçus par les yeux. Selon l'humeur de l'instant et l'idée poursuivie, on passe d'une cueillette désordonnée d'images superflues à une fixité impatiente ou craintive du regard sur un objet isolé.

Alors que tout le monde *sait*, d'instinct, s'asseoir ou s'adosser à un mur, pour soulager la charge des jambes, poser ses mains sur les bras d'un siège pour décontracter les avant-bras, peu de gens savent « reposer » leur regard, durant les pauses de l'observation attentive.

« Et pourquoi, vous demandez-vous, ce problème du *repos* du regard ne s'est-il pas déjà posé, pour les dizaines de milliers de générations qui m'ont précédé ? Parce que, selon l'excellent raccourci de Louis Pauwels (éditorial de *Planète*, n° 3), « il y a beaucoup de choses, dans ce monde, que nous sommes appelés à voir pour la première fois, mais si nos yeux sont ceux des anciens jours, ils seront aveuglés. »

Tous les animaux, dotés d'organes sensibles à la lumière, ainsi qu'un certain nombre de plantes, *regardent*, pour connaître l'environnement qui la reflète et pour s'y adapter. L'homme, lui, regarde, pour connaître, pour s'adapter ET pour *rêver*. Comme Louis Pauwels le constate également, « la liberté du rêve est aussi vitale que la liberté de la connaissance ».

Qui utilise ce double droit à la liberté de connaître comme de rêver ? Ce livre, depuis sa première page, vous l'indique expérimentalement : ce sont VOS yeux. A la réception, ils prennent une suite de positions musculaires précises, des iris, des corps ciliaires, des droits et obliques, à une cadence de frémissement fovéal convenable. Les photographes diraient qu'ils règlent l'ouverture, la distance et le temps de pose. Mais, à la *révision*, au rêve sur l'image, un réglage analogue se reproduit, « à vide », en accord avec ce que le mental rappelle, transforme ou INVENTE.

Si cela ne se passait pas ainsi, nous pourrions peut-être dessiner ce que nous voyons, mais jamais, noir sur blanc, esquisser le projet d'une chose qui n'existe pas.

Or, dans les civilisations les plus élémentaires, l'homme dessine déjà. Il assemble, sculpte et complique les outils. Son travail des yeux, de dehors en dedans comme de dedans en dehors, en connaissance comme en rêve, est déjà deux fois plus intense que celui des animaux les plus évolués. De tous ses organes récepteurs, ce sont ses yeux qui vont, les premiers, payer la facture de l'acquisition de l'intelligence. Cette première rançon paraît si logique, si inévitable, qu'aucune foule, si cruelle soit-elle, ne pense à se moquer ou à rire d'un aveugle, alors qu'elle ne s'en prive nullement à l'endroit des sourds.

Dans quel sens vont évoluer nos causes de fatigue oculaire ? Ne nous le dissimulons pas : dans le sens du pire. Le monde qui nous entoure, que nous désirons (et que nous devons) connaître, semble être écrit en caractères de plus en plus petits, à mesure que nous tournons les pages de l'encyclopédie rédigée par le progrès. Le bachelier d'il y a un siècle savait moins de choses qu'un élève de troisième actuel, et, une fois sur quatre, il était myope avant de recevoir son diplôme.

George Magloire rapporte une phrase de Teilhard de Chardin, lourde de menace : « Tout ce que nous regardons se précise. Cette loi générale de perception vaut pour le sens cosmique. »

Naguère, lorsque nous contemplions le ciel, nous quêtions un peu de bleu, entre des nuages que nous omettions. Aujourd'hui, notre vision directe n'a pas sitôt frôlé le bleu qu'elle le peuple, mentalement, d'une suite de planètes à portée de fusée, de constellations sans mystère et de galaxies ressassées. Demain, nous ne regarderons plus une rose, sans y superposer le schéma des molécules de ses pigments colorants.

C'est beaucoup trop, d'un coup, pour nos yeux. Comme nous ne pouvons divorcer d'avec le siècle et refuser la *connaissance*, nous devons multiplier les occasions de « siestes », offertes à nos rétines, entre les périodes de travail accru que nous leur imposons par ailleurs.

La sérénité du visage

La crispation est une attitude anormale qui se propage en circuit fermé. Vous voyez mal ; vos paupières se durcissent ; vos sourcils se froncent ; les muscles de vos pommettes se contractent ; vos lèvres se pincent ; vos dents se serrent ; votre souffle se raccourcit, s'interrompt ; vous voyez encore plus mal.

Il faut couper le circuit, quelque part, de préférence au début. Donc, *décontractez volontairement votre visage* avant de poursuivre votre observation.

Les Orientaux, grands maîtres de la sérénité des traits et du *demi-sourire* (où l'on met beaucoup de mystère, alors qu'il est le plus court chemin de la lucidité naturelle), ont des formules amusantes, pour justifier cette décontraction. Le peintre Okusaï disait : « On ne fait de jolis dessins que sur un papier bien défroissé. Ne clignez pas des yeux. » Un sage chinois remarquait : « L'Occidental est déjà ridé, en grandissant, parce qu'il réfléchit avec les muscles de son visage, et non avec les milles pétales de son lotus mental. »

Nous vivons au milieu de trop de gens qui conservent une mine préoccupée, voire bougonne et d'aspect méchant. Malgré leur abord rébarbatif, faites connaissance avec eux : huit fois sur dix, ils sont réellement sociables et compréhensifs, mais ils *voient mal* et se crispent devant tout ce qu'ils ne connaissent pas.

Dans les **myopies** à point de départ mental (refus des ensembles trop généraux, besoin de s'appuyer sur les détails, en prenant son temps), cette crispation est de forme « ouverte », avec grand regard étonné, parfois halluciné, quand l'imprécision de l'image reçue est trop grande, et mâchoire inférieure renvoyée en arrière. Pour se décontracter, il suffit de pencher légèrement la tête en arrière, de laisser les paupières supérieures retomber normalement et de faire jouer les lèvres, l'une contre l'autre, sans serrer les dents.

Dans la **presbytie,** la crispation du visage est plutôt «fermée». La tête se recule, les sourcils se froncent et, souvent, les lèvres se pincent, pour épeler, en silence, les mots incomplètement lus. Par contre, le regard s'éclaire, dès qu'il se porte sur un objet plus éloigné. Il suffit donc de le faire, puis, de maintenir cet équilibre des traits, en rapprochant le regard.

Un troisième genre de crispation du visage annonce l'**astigmatisme**, la vision nette sur *un seul* diamètre d'un cadran ou, si vous préférez, sur deux rayons opposés, seulement, d'une roue de charrette. Si les deux yeux sont astigmates, il est très rare que leurs diamètres de vision nette soient parallèles. Selon les contours principaux des objets observés (la verticale pour un poteau, l'oblique pour une pente de toit, etc.), les yeux clignent alternativement et la tête se penche par petites saccades, comme celle d'un oiseau qui cherche sa nourriture sur le sol. Un coin de la bouche accompagne souvent l'effort d'accommodation, en se plissant.

Pour ces trois crispations, il existe un moyen terme de décontraction très efficace : poser le regard sur une surface unie et claire, la plus large disponible, parmi les objets qui meublent le champ de vision, et l'y maintenir, en respirant lentement et profondément, pendant trente à quarante secondes. Le sentiment d'inaction délibérée décontracte toujours le visage : ce sera le moment de vous entraîner au *demi-sourire* oriental, en essayant de le conserver, lorsque votre regard reviendra sur des objets construits ou détaillés.

Le regard de travers

Revenons sur l'*astigmatisme*, le trouble du cristillin évoqué ci-dessus. Alors que la myopie ou la presbytie sont dues à un manque de souplesse, également réparti sur tous les diamètres de cette *lentille* (au sens géométrique comme au sens optique, puisque les surfaces qui la limitent sont deux petites calottes *sphériques),* le cristallin *astigmate* se contracte en *olive.* La convergence n'est plus la même, selon le grand axe et selon la «ceinture». En regardant une roue de charrette, l'œil astigmate voit, nette, une certaine paire de rayons opposés, floue, la paire de rayons perpendiculaires à la première, et moins nettes, toutes les paires intermédiaires.

C'est donc, selon les conceptions de Bates et de ses élèves, une crispation partielle, oblique et, la plupart du temps, d'une obliquité différente pour les deux yeux. Dans ce cas, la vision binoculaire reste à peu près satisfaisante car ce qu'un œil voit mal, sur une paire de rayons, est plus net pour l'autre œil, et inversement.

Tous ceux qui ont pratiqué le Yoga des Yeux ont constaté que leur astigmatisme éventuel s'atténuait très rapidement, dès les premières semaines d'exercices, avant même que des progrès définitifs soient obtenus, contre leur myopie ou leur presbytie. Cette expérience permet de croire que l'astigmatisme est un simple *tic* des muscles ciliaires ou externes de l'œil, un tic limité en direction et curable, avant tout, par la décontraction générale.

Cependant, si vous ne pouvez vous passer de verres en olives très allongées (verres fortement *toriques,* selon les opticiens), voici un exercice efficace pour réduire, séparément, les astigmatismes de vos yeux. Il doit être exécuté, de préférence, par journée claire, pendant cinq minutes pour chaque œil, après cinq minutes de *palming* et d'ensoleillement préparatoires.

Cherchez, à la campagne, un poteau soutenant des fils bien tendus ou, à la ville, une antenne de télévision, l'un ou l'autre pas trop éloigné. Gardez en *palming* l'œil non traité. Avec l'autre, cherchez à discerner, le plus nettement que vous le pouvez, les bords du poteau ou le mât de l'antenne. Vous y arrivez en inclinant la tête, soit à droite, soit à gauche. Tâtez votre mise au point : sous une certaine inclinaison, ils paraissent dédoublés ; sous l'inclinaison perpendiculaire, ils se refondent nettement. Ne bougez pas la tête, fermez l'œil pendant dix secondes et rouvrez-le pour regarder, tout de suite, les fils tendus (ou les tringles horizontales de l'antenne). Flous, pendant une fraction de seconde, ils prennent une fugitive netteté, puis, un nouveau flou. Fermez l'œil et inclinez la tête, d'un quart de tour, dans le plan des épaules. Respirez profondément et regardez, de nouveau, le poteau (ou le mât). Flou, net, flou. Fermez l'œil et remettez votre tête droite.

Rouvrez l'œil et faites rapidement sauter votre regard, cinq ou six fois, du poteau aux fils (ou du mât aux tringles) et réciproquement. Une netteté moyenne s'instaure et les dédoublements diminuent. Effectuez un *palming*, d'une minute, et recommencez tout l'exercice, pour l'autre œil.

Si vous avez la patience de faire cela, une fois chaque jour, pendant vos vacances, votre astigmatisme doit être réduit de moitié, sinon des trois-quarts, à la rentrée. Si vous êtes très myope, exécutez-le sur un carton où vous aurez dessiné un grand F, simple et squelettique, mais bien net : une barre verticale de 20 cm et deux barres horizontales de 15 cm. Le carton sera placé à votre distance maximum de vision nette, sans lunettes. Remarquez que c'est un exercice en noir et blanc, mettant en jeu la « demande » complète de netteté rétinienne, bâtonnets y compris. C'est à ce titre que les muscles ciliaires et externes de l'œil acceptent le mieux d'abandonner leur crispation oblique et irrégulière.

Le regard obsédé

Nous avons très souvent, hélas, une petite préoccupation qui nous suit, au fil de la journée : une serrure qui joue mal, un robinet qui fuit, un bouton qui se découd ou l'un des cent autres signes de la malignité des objets (peut-être parce qu'ils sont trop et qu'il y en a trop à surveiller).

Si nous n'avons pas un très bon équilibre mental, qui nous permette d'*oublier* l'objet défaillant, tant que nous ne pouvons pas le réparer, notre regard se met en quête de tout ce qui peut l'évoquer. Nous voilà partis pour des « jours à serrures » ou des « jours à robinets » ou des « jours à boutons ».

Les psychologues se bornent à classer cette ébauche de manie parmi les aspects de l'anxiété, sans aller plus loin. Le Yoga, toutefois, lui accorde plus d'importance car elle est une cause évidente de surmenage, pour le frémissement fovéal et les muscles externes.

Il en est de ces petites obsessions comme des grandes. Une décontraction physique préalable peut, seule, permettre de les dissiper. Les objets ou les événements qui les déterminent reprennent leur valeur relative normale, si les yeux, qui les « révisent » abusivement, à chaque instant, ont le loisir de voir les choses « de plus haut ».

La première étape reste la décontraction du visage. En l'effectuant, la nature des préoccupations ne change pas mais bien des montagnes redeviennent des taupinières. Et, dans un visage détendu, les yeux ralentissent leur quête anxieuse ; ils peuvent, plus souvent, se reposer sur les surfaces unies. Leurs contractions propres s'atténuent et se dissipent. Les images reçues deviennent plus nettes et plus colorées. Le mental peut travailler sur « du neuf », sans ressasser.

Ensuite, à leur heure, le robinet, la serrure ou le bouton fautif seront reconsidérés d'un œil calme, et réparés, sans froncements de sourcils.

Les images surexposées

Quelques formules, classiques en littérature romancée, traduisent bien la façon dont nous surmenons nos rétines. « Il fixait des yeux un point brillant à l'horizon », ou « elle demeurait pensive, le regard posé sur la jarre de cuivre où scintillait le reflet du soleil ».

Un œil qui travaille à vide, sur un contraste violent, se fatigue encore plus vite que l'oreille, lorsque personne ne se décide à tempérer les fanfares du poste de radio. Il ne faut surtout pas croire que les images surexposées n'ont aucun effet, si le mental conscient ne les enregistre pas. Elles passent, en réalité, directement à l'inconscient, même si leur durée est très courte (un vingtième de seconde).

Si l'on intercale dix images publicitaires, réparties, une à une, dans les cent mille images d'un film cinématographique, le spectateur *connaîtra* le produit inconsciemment, sans s'être aperçu, une seule fois, qu'on le lui suggérait.

Beaucoup de phénomènes du « déjà vu » (l'impression de connaître un endroit où l'on vient, cependant, pour la première fois) s'expliquent par des analogies avec des images surexposées, enregistrées inconsciemment et, souvent, depuis fort longtemps.

Mais, ce qui intéresse, de beaucoup plus près, la vie quotidienne, c'est que, si les images surexposées ne sont pas la cause de l'insomnie, elles en sont le principal tremplin. Si vous avez constamment du mal à vous endormir, observez, le plus exactement possible, dès ce soir, ce que vous *voyez*, en luttant pour trouver le sommeil : vous serez surpris d'y retrouver une suite décousue, parfois baroque, d'images que vous ne pensiez pas avoir retenues, au fil du jour qui se termine. Ce sont des riens : un contraste de couleurs, un reflet de soleil sur l'eau, des phares sur l'asphalte mouillé, une ampoule survoltée, et, cependant, chacune marque un traumatisme visuel.

Avec la diversité et la vitesse de notre vie, nous emplissons encore plus nos yeux d'images inutiles que nos poches (ou nos sacs à main) d'objets superflus. On peut recoudre une poche ou acheter un sac neuf ; on ne peut pas changer d'yeux.

La façon de poser le regard, de voir, de face et bien dans l'axe, les choses importantes, est capitale pour la conservation d'une bonne vue. Elle est rarement instinctive, sauf chez les nomades, les montagnards, les marins et les êtres à grand entraînement mental personnel. Chez tous les autres, le regard divague et sautille, attrape une image importante pour trois superflues, et les yeux se crispent.

En Yoga, où l'esprit de compétition est considéré comme le principal ennemi du bien-être physique et mental, il est amusant, mais pas très utile, de déceler sept différences entre deux dessins apparemment semblables, en cinq minutes. Par contre, il est beaucoup plus fructueux de trouver le sommeil dans le même délai, à volonté, sans qu'aucune image surexposée ne vienne freiner ce bienfaisant anéantissement quotidien.

Chaque jour, donc, sélectionnez les choses sur lesquelles vous posez vos regards, tout comme vous choisissez les endroits où vous mettez les pieds. Evitez les scintillements, les éclats du soleil sur une eau qui ondule, les arcs électriques des soudeurs, les enseignes lumineuses à allumages et extinctions fréquentes. Evitez aussi de fixer une fenêtre ou un vasistas, si vous vous trouvez dans une pièce relativement peu éclairée. Regardez, toujours, légèrement *à côté* des phares d'autos qui vous croisent et des signaux lumineux qui règlent la circulation.

Chez vous, éliminez, par étapes, les ampoules électriques à filament visible et remplacez-les, lorsqu'elles «meurent», par des ampoules opalines. Si vous éclairez votre travail avec une lampe de bureau ou une ampoule, abaissée à moins d'un mètre, ne regardez jamais le réflecteur, même par jeu machinal du regard. Pour vous en souvenir, grâce à une analogie, et faire passer cette abstention à l'état de réflexe, rappelez-vous que les meilleurs cuisiniers ne posent pas la main sur le fourneau, pour éprouver sa température. Epargnez vos yeux comme vous épargneriez vos doigts.

Le surmenage visuel et la nervosité mentale

Toutes les indications qui précèdent ont leur valeur pour répondre à la première des deux questions posées au début de ce chapitre : «Comment regarder ce qui se présente ?» Toutefois, sans un minimum d'hygiène générale, elles ne suffiront pas pour supprimer, par exemple, une insomnie chronique ou une vieille migraine, réapparaissant dès qu'il y a du vent.

Pour plus de la moitié des insomnies, le traitement consiste, aussi, à s'affranchir de la tutelle des somnifères. Le sommeil qu'ils procurent n'est pas de bonne qualité : on peut, sous leur effet, dormir pesamment, si lourdemment que cela devient une épreuve, et se réveiller, épuisé par cette tâche, avec beaucoup de mal. C'est dû aux deux dernières heures de ce sommeil, au cours desquelles l'organisme lutte pour éliminer les corps chimiques qui l'ont provoqué, tandis que les rêves pénibles s'intensifient. Les yeux, qui « révisent » ces rêves pendant le sommeil, sont aussi crispés au réveil qu'avant de s'endormir.

Il est plus simple d'éviter les traumatismes lumineux, pendant la journée, d'effectuer une cinquantaine de *balancements de l'éléphant,* après s'être déshabillé, et de pratiquer un *palming* complet, étendu sur le dos, en fixant son attention sur une jolie chose, découverte ou revue, ce jour-là. S'il y a peu de bruit autour de vous, le sommeil vient normalement, en huit à dix minutes, sans pilules ou gouttes.

De nombreux maux de tête affligent ceux qui exercent des professions commerciales, à la suite du double effort qui consiste à contrôler ce qui se dit et à en suivre les effets dans les yeux de l'interlocuteur. Cette dernière cause de crispation, le regard du client, est pratiquement supprimée si, dès qu'une lourdeur est ressentie dans la région du front, on limite l'observation à ses pupilles.

Il suffit de les considérer comme deux points noirs isolés et d'effectuer, sur elles, l'exercice du domino *double-un* (chapitre 4). Ne croyez pas que l'interlocuteur puisse s'en étonner, bien au contraire : la mobilité de votre regard, passant de l'un de ses yeux à l'autre, rapidement, est toujours interprétée comme une marque d'attention soutenue à ce qu'il vous dit, et il est flatté. Le ton de la conversation s'adoucit, les angles s'arrondisent et vos yeux se décontractent. Il n'est plus question de mal de tête...

Beaucoup d'écrivains et d'artistes connaissent des périodes d'arrêt dans leur capacité de travail créateur. Elles les surprennent, d'autant plus qu'autour d'eux, les ouvriers, les employés, les cultivateurs conservent un rythme beaucoup plus régulier, de même que les commerçants et la plupart des cadres administratifs. Cependant, l'explication de ces « temps morts » est simple : toute création mentale correspond à une concentration poussée, qu'il faut nécessairement faire suivre d'une décontraction assez prolongée, pour que le réseau nerveux reconstitue ses réserves.

Les yeux sont les premiers des organes récepteurs qui aient besoin de ces phases de repos. Si on ne les leur accorde pas, la vue « baisse » rapidement, à partir de la quarantaine. Si l'artiste créateur est musicien, compositeur, parolier ou dramaturge, il arrive souvent qu'une surdité accompagne ou précède la détérioration de la vision.

Pourquoi peut-on dire *vision*, au lieu de *yeux* ? Parce que l'œil-organe est plutôt mal utilisé qu'endommagé. Il se comporte, alors, à la façon d'un filet de pêche aux images, encrassé de détritus inutilisables, repoussant l'eau de la vie courante, au lieu d'y filtrer ce qui peut être utile. Tel est l'œil à champ d'accommodation restreint ; telle est, aussi, l'oreille *dure*.

Les jeunes (et téméraires) sciences contemporaines se sont longtemps appuyées, dans ce domaine, sur une « loi », dite de Weber-Fechner, selon laquelle la sensation reçue variait selon le logarithme de l'énergie excitatrice. Ainsi, pour voir « deux fois plus clair », il fallait que le flux lumineux passe de UN à DIX. On pouvait croire, alors, à une très grande souplesse, à une bonne tolérance des organes sensoriels récepteurs.

C'était (et cela demeure) vrai, à cette différence près que l'*iris*, le diaphragme réglable qui admet le flux lumineux, peut, à lui seul, décupler ce flux en triplant son diamètre. Il est commandé par des ordres venant de centres nerveux, profonds et complexes, où agissent AUSSI des dispositions mentales inconscientes, acceptations ou refus des images enregistrées par la rétine.

Toute nervosité mentale retentit sur le jeu de l'iris, également troublé par la plupart des toxiques « admis » que l'on ingère quotidiennement : alcool, tabac, drogues euphorisantes ou tranquillisantes, etc. La qualité et la netteté des images reçues dépendent, pour une part prédominante, de notre *humeur* du moment.

Le discernement visuel et mental

Vous pouvez, maintenant, vous poser la deuxième question, évoquée en début de chapitre : « Comment discerner ce qui M'occupe ? »

La réponse est une simple affaire de bon sens. Elle assemble tous les éléments de ce que vous venez de lire et tient en quatre suggestions.

1° Ne regarder que les choses que l'on a envie ou qu'il est indispensable de voir.

2° Ne penser, en les observant, qu'à elles ou à ce qu'elles vous suggèrent.

3° Les observer, en les détaillant par plans successifs ou par fractions.

4° Reporter le regard sur une surface unie et neutre, dès que l'on pense à autre chose, à une généralité ou à une abstraction.

Considérez toujours vos yeux comme des appareils photographiques dont la lentille et le dispositif de mise au point s'usent aussi vite que la plaque sensible. Economisez-les, en ne photographiant pas n'importe quoi et n'importe quand. La moitié des connaissances est apportée par la *lecture*, invention humaine, donc artificielle et insolite pour les yeux. Rappelez-vous que vous avez déjà largement entamé votre capital-vision, en poursuivant vos études, et que vous continuez d'y puiser, pour entretenir vos connaissances ou pour vous distraire.

Le reste d'activité visuelle, avant détérioration de vos yeux, vous est beaucoup plus mesuré qu'à vos ancêtres, dont la vue moyenne était bien meilleure que la nôtre. Il suffit, pour s'en convaincre, de mesurer la finesse des peintures et des sculptures ornant les hautes voûtes des temples et des églises : les artistes n'y auraient jamais apporté ce soin, si la majorité des fidèles n'avaient pas eu d'excellents yeux, pour les discerner. (Fresques de Saint-Savin-sur-Gartempe, par exemple.)

Dès l'âge adulte, nos yeux partent avec un handicap non négligeable, à travers un monde où deux causes modernes de surmenage interviennent aussitôt. La facilité de déplacements, d'abord, nous offre une foule de paysages nouveaux, de sites, de musées, de monuments, quand ce n'est pas de pays entiers, où nous voudrions tout *voir* et tout retenir, dans un temps généralement trop limité. La prodigalité des techniques, ensuite, stimule notre curiosité mentale et fouaille nos yeux, à coups de couleurs violentes et de représentations exaspérées, allant du panneau publicitaire routier aux carrosseries des véhicules, du *slogan* lancinant aux enseignes luminescentes.

Dans cette frénésie, l'effraction vise notre mental, à travers nos yeux, sans se soucier de les détériorer, au passage. Notre seule protection ne peut être qu'individuelle : elle commence forcément par un refus, poli et ferme, de regarder n'importe quoi.

Il faut savoir refuser de fréquenter les lieux publics où l'éclairage est incohérent et criard. Il faut s'abstenir d'assister à une compétition sportive prolongée, si l'on est placé au nord ou à l'est du terrain, l'après-midi. En Espagne, les prix des places de *corridas* varient du simple au triple selon que l'on a le soleil dans l'œil ou dans le dos, car le premier éclairement y est vite insoutenable.

En règle générale, une station immobile, devant un spectacle multiple, à mouvements rapides, est toujours une cause de crispation pour la vue. Les cinéastes le savent : aussi entrecoupent-ils fréquemment les *plans* généraux par des *plans* rapprochés et font-ils suivre les scènes mobiles d'ensembles par des demi-teintes lentes. Autant que le mental, les yeux y trouvent le temps de se décontracter.

Pour illustrer le fond véritable du discernement visuel et mental efficace, M.D. Corbett rapporte la curieuse réflexion suivante, qui rappellera beaucoup de choses à ceux qui sont déjà familiarisés avec les Yogas, en général.

Un vieux monsieur vient d'être opéré d'une cataracte bilatérale, après de nombreux mois de cécité à peu près complète. Le spécialiste qui le suit essaie de lui faire passer les premiers tests, en lui présentant différents objets. Cependant, le vieux monsieur, assis, les yeux baissés, ne lève pas la tête. Le spécialiste lui demande ce qu'il a. Le vieux monsieur répond : «... Laissez... Je regarde ma main, posée sur mon genou... C'est extraordinaire, une main.... Je crois que je ne l'avais jamais vue, AVANT...»

L'art de voir les choses en face commence, souvent, par une révision, avec des yeux attentifs, de celles que nous négligeons parce que nous en sommes trop *près*.

Ça, c'est du Yoga !

Conclusions

Faisons, une dernière fois, appel à Aldous Huxley.

« Il faut, manifestement, plusieurs années pour acquérir l'usage correct du sens de la vue. Cependant, une fois acquis, le couplage des yeux et du mental devient automatique, exactement comme celui du pharynx et de la langue, pour parler, ou des jambes entre elles, pour marcher. »

Le « plusieurs années » du célèbre littérateur, adepte des principes de Bates, mérite un développement.

Il s'agit du temps pendant lequel, dans des conditions normales, l'enfant adapte l'emploi de ses yeux à son désir de connaître ce qui l'entoure. Dans ce délai s'inscrivent, successivement, la sensibilité à la lumière (quelques jours), la sensibilité aux couleurs fondamentales (quelques mois), le discernement des êtres familiers (un an) et le discernement d'une série croissante d'objets (deux ans).

Au-delà, la personnalité s'édifie sur les éléments héréditaires, dans des circonstances d'une telle variété qu'il est dérisoire d'affirmer si les yeux précéderont, accompagneront ou trahiront le développement mental. En gros, on constate un accroissement du nombre de myopes, jeunes, et du nombre de presbytes, avant la cinquantaine.

Doit-on s'y résigner et porter des lunettes, pour ne pas divorcer d'avec le siècle, ses éclairages et sa frénésie ? Peut-on, autrement, conserver une vision pratiquement normale, en la *repensant,* en l'utilisant dans certaines conditions et en pratiquant certains exercices compensateurs ?

L'école de Bates, riche de résultats indiscutables, répond NON à la première question et OUI à la seconde. Elle fonde sa conviction sur la simplicité des moyens mis en jeu et sur leurs relations étroites avec les propriétés les plus banales du mental humain. En cela, elle formule UN Yoga, celui des *Yeux*.

Il n'intervient plus alors, pour conserver ou récupérer une vision normale, qu'un élément de *persévérance*. Avez-vous déjà observé des abeilles qui butinent ? Elles vont, de fleur en fleur, collectant d'imperceptibles gouttes de nectar, efficaces et inlassables, dans une lente capitalisation, indispensable pour couvrir de futurs besoins.

Si, jour après jour, vous-même extrayez, de chaque jour qui passe, *un peu* de souplesse et de décontraction visuelle, votre conception générale de la vie peut se transformer, de façon radicale. Dans tous les domaines, les points d'appui et les éléments de votre jugement se multiplieront, rendant vos décisions plus faciles et plus rapides.

Ces pages ont essayé de vous montrer et de vous inciter à constater *comment* la décontraction pouvait s'obtenir et se maintenir, dans l'usage quotidien de vos yeux. Il vous reste à le tenter, non pas une fois en passant, par jeu, mais avec une détermination lucide et la conviction de ne pas perdre votre temps, *de toute façon*. Pourquoi ? Parce que la principale maladie de l'époque étant le surmenage mental et sensoriel, tout exercice limitant votre activité à quelques gestes simples et naturels, accomplis en respirant profondément et en ne pensant qu'à ce que vous faites, constitue une victoire « contre la montre » sur ledit surmenage.

Quant à l'amélioration de votre vision, elle ne dépendra plus, alors, que de votre application consciente à choisir et effectuer régulièrement vos exercices. Décontraction des muscles volontaires par les balancements, décontraction des muscles involontaires par les exercices mentaux, « révisions », en premier lieu.

Beaucoup de nos contemporains se figurent qu'ils n'ont pas le temps de se décontracter. En réalité, ils ne savent plus en avoir réellement envie. Vous avez vu combien la plupart de ces exercices sont simples et brefs. Or, dans la vie courante, il ne faut pas plus de temps pour voir *bien* les choses que pour les voir *mal*. Votre façon de les regarder, aujourd'hui, conditionne votre acuité visuelle de demain.

Jeune ou âgé, redites-vous et constatez par vous-même que la décontraction, la sérénité musculaire et organique, amène toujours une amélioration de la vision. Il n'existe jamais aucune contre-indication à la recherche du calme et de la tranquillité. Vous pouvez faire de cette recherche un traitement de base pour vos yeux surmenés.

Le bénéfice ? Une santé physique et, surtout, mentale, rapidement perceptible, parce que la vue est le sens récepteur primordial. Evitez à vos yeux tous les traumatismes prévisibles. Apprenez à regarder avec aisance, sans crispation ni agacement : chaque regard, alors, n'use plus votre vue, mais l'entretient.

Vos yeux, comme vos jambes, ne vous trahissent que si vous les utilisez mal ou si vous leur en demandez trop. Décontractez-vous, par habitude entretenue et volontaire : ils resteront indéfiniment JEUNES...

Récapitulation des exercices contenus dans l'ouvrage

CHAPITRE III

Le balancement de l'éléphant.
Le balancement du marin.
L'ensoleillement.
Le *palming*, en général.
La respiration soupirée, selon Bates.

CHAPITRE IV

La « révision » mentale de l'image.
Les quatre nœuds sur l'anneau.
Le trébuchet.
La chouette sur la lune.
Le disque sur la corde.
Le glissement de la navette.
Le domino « double-un ».

CHAPITRE VI

Le télémètre du poing fermé.
L'exploration de la pièce.
La façon d'aller au cinéma.
Les poteaux télégraphiques.
Le calendrier, formules 1 et 2.

CHAPITRE VII

Le calendrier, pour la presbytie.
Le lecture entre les lignes (avec tableau 1).
Les caractères lus et pensés (avec tableau 2).
Les lignes de la main.
Les empreintes digitales.
Les cure-dents.
La lecture aux deux échelles (tableau 3 et 4).
La « révision » des petits caractères (tab. 1 et 2).
Les mille et un coups d'œil (tableau 5).

CHAPITRE VIII

Le balayage des interlignes (tableau 1).
La sélection des couleurs.
Le balancement du couloir.
Le balancement de l'horizon.
Conseils pour la lecture, en général.

CHAPITRE IX

Le regard chinois.
La palissade.
Le point sur le pouce.
Le titre de la revue.
Les rétroviseurs.

Récapitulation des exercices contenus dans l'ouvrage

CHAPITRE X

Le réveil des félins.
Entraînement des paupières et des sourcils.
Le cillement en ailes de papillon.
Le massage des yeux par les paupières.
Les dessins avec le bout du nez.
Le balancement de la tête avant le sommeil.
Les tics bienfaisants.

CHAPITRE XI

La surveillance des yeux des enfants.
Le balancier de l'horloge.
L'éléphant devant le miroir.
Le moulin à vent.
Le *palming* de l'enfant.
Les jeux de cartes.
Le jeu du calendrier.

CHAPITRE XII

La recomposition des couleurs.
L'étalonnage des nuances.

CHAPITRE XIII

Le tic-tac accompagné.
Le *palming* des oreilles.

CHAPITRE XIV

La décontraction du visage.
Exercices correcteurs de l'astigmatisme.
Exercices contre l'insomnie.
Le « double-un » dans les yeux de l'interlocuteur.
Les quatre principes du discernement normal.

TEXTE DU TABLEAU 3

La concentration sur le blanc.

Tableau n° 1

Principes de l'entraînement des yeux

1. La vision peut être améliorée naturellement.

2. La crispation harasse les yeux et trouble la vision. La décontraction leur rend leur souplesse.

3. Les yeux sont normalement décontractés. S'ils se crispent, ils se bloquent et s'écarquillent.

4. Les yeux doivent ciller souvent et vivement. S'il se fatiguent, ils deviennent fixes.

5. Le globe oculaire est un appareil photographique à mise au point réglable et distance focale variable. Cette mise au point se fait par essais successifs et très rapides.

6. Dans une certaine mesure, la distance entre la cornée, en avant, et la rétine, en arrière, peut être modifiée par la contraction des muscles externes.

7. Les six muscles externes s'insèrent sur le globe oculaire. Les quatre droits, partent de l'avant du globe vers le fond de l'orbite. Ils tendent à tasser le globe oculaire vers l'arrière. Les deux obliques, le ceinturant en son milieu, tendent à l'attirer vers l'avant.

8. Lorsqu'un œil est décontracté, les six muscles sont souples, mais interdépendants. Les mouvements de l'œil, tout comme ses modifications de forme, obéissent aux instructions mentales inconscientes pour que l'image reçue soit nette.

9. Tout comme l'habitude des béquilles atrophie les muscles de la jambe, l'habitude des lunettes encourage les muscles de l'œil dans leur paresse.

10. La décontraction oculaire et mentale retentit sur tout l'organisme. Elle devient, alors, générale et rétablit une circulation sanguine ample et profonde dont les effets se ressentent jusque dans le fin réseau cérébral.

TU NE DOIS PAS TE CRISPER

Les yeux enregistrent des images. Le cerveau les interprète et voit. Quand le mental est tendu et inquiet, l'œil se crispe. Quand le mental est calme et détendu, l'œil est libre et docile. A toute détente mentale correspond une décontraction des yeux. De leur addition dépend une bonne vue.

1 2 3 4 5 6 7 8 9 10

239

Tableau n° 2

c g i a

m f e t s

t p j x n q

l w r y s u a

e v g p c f d t

b a k e n e m y

p g b l a i q d o

z m o v p e d h s z f

Tableau n° 3

LA BONNE FAÇON DE LIRE

En lisant, vous devriez toujours suivre les « blancs », entre les lignes, plutôt que les lignes elles-mêmes. La raison ? Il n'y a pas de peine à balayer du regard un fond uni et continu. Des yeux qui mitraillent les mots et les lettres se crispent, et leur crispation détériore la qualité des images.

Une personne à vue normale, balayant les interlignes d'un frémissement rapide du regard, perçoit, cependant, chaque mot, mais plus vite et à moindre fatigue. Si elle épelle chaque syllabe, le nombre d'images enregistrées se multiple, sans bénéfice pour la compréhension.

Ceux qui voient mal, de près, ont encore plus tendance à déchiffrer, lettre par lettre. Le rythme de la lecture se ralentit et le mental s'épuise à supputer des ambiguïtés. On tient son livre à bout de bras, puis, on le pose, à la demande des yeux crispés, qui larmoient.

La lecture est toujours améliorée quand on acquiert le pouvoir de se représenter, mentalement, une blancheur totale. En voici le moyen. Fermez les yeux et imaginez, intensément, quelque chose de beaucoup plus blanc que le papier de cette page : de la neige fraîche, de la farine au soleil, des draps neufs étendus sur un pré. Rouvrez les yeux. Si votre effort d'imagination est convenable, vous trouverez, pendant quelques secondes, les interlignes plus blancs qu'ils ne le sont, en réalité. Recommencez cette expérience et faites-en un exercice régulier. Lorsque les interlignes resteront extrêmement blancs en permanence, les caractères vous sembleront plus noirs et plus nets, par contraste. L'interprétation des lettres deviendra instantanée.

Les fines lignes blanches

Lorsque le pouvoir d'imaginer la blancheur est à son maximum, il arrive souvent que l'interligne, éclairci, brille plus que les marges elles-mêmes, comme un tube lumineux qui soulignerait les mots, l'un après l'autre. C'est une aide précieuse dans la lecture, qu'elle accélère aux deux niveaux des yeux et du mental. Une fois acquis, ce pouvoir permet de lire, sans fatigue, dix fois plus longtemps.

Condensé d'un article de Wm. H. Bates, M. D.

Tableau n° 4

LA BONNE FAÇON DE LIRE

En lisant, vous devriez toujours suivre les «blancs», entre les lignes, plutôt que les lignes elles-mêmes. La raison ? Il n'y a pas de peine à balayer du regard un fond uni et continu. Des yeux qui mitraillent les mots et les lettres se crispent, et leur crispation détériore la qualité des images.

Une personne à vue normale, balayant les interlignes d'un frémissement rapide du regard, perçoit, cependant, chaque mot, mais plus vite et à moindre fatigue. Si elle épelle chaque syllabe, le nombre d'images enregistrées se multiple, sans bénéfice pour la compréhension.

Ceux qui voient mal, de près, ont encore plus tendance à déchiffrer, lettre par lettre. Le rythme de la lecture se ralentit et le mental s'épuise à supputer des ambiguïtés. On tient son livre à bout de bras, puis, on le pose, à la demande des yeux crispés, qui larmoient.

La lecture est toujours améliorée quand on acquiert le pouvoir de se représenter, mentalement, une blancheur totale. En voici le moyen. Fermez les yeux et imaginez, intensément, quelque chose de beaucoup plus blanc que le papier de cette page : de la neige fraîche, de la farine au soleil, des draps neufs étendus sur un pré. Rouvrez les yeux. Si votre effort d'imagination est convenable, vous trouverez, pendant quelques secondes, les interlignes plus blancs qu'ils ne le sont, en réalité. Recommencez cette expérience et faites-en un exercice régulier. Lorsque les interlignes resteront extrêmement blancs en permanence, les caractères vous sembleront plus noirs et plus nets, par contraste. L'interprétation des lettres deviendra instantanée.

Les fines lignes blanches

Lorsque le pouvoir d'imaginer la blancheur est à son maximum, il arrive souvent que l'interligne, éclairci, brille plus que les marges elles-mêmes, comme un tube lumineux qui soulignerait les mots, l'un après l'autre. C'est une aide précieuse dans la lecture, qu'elle accélère aux deux niveaux des yeux et du mental. Une fois acquis, ce pouvoir permet de lire, sans fatigue, dix fois plus longtemps.

Condensé d'un article de Wm. H. Bates, M. D.

Tableau nº 5

1 0 0 1

1 0 0 1

1 0 0 1

1 0 0 1

1 0 0 1

1 0 0 1

1 0 0 1

Table des matières

Préface du Dr. E. Duchêne 7
Introduction 11

I **Les principes de la méthode Bates** 15
    le fatalisme des théories classiques 17
    les deux sortes de relaxation 19

II **Structure et fonctions de l'œil** 25
    la fonction rétinienne 29
    comparaison de l'œil
    et de l'appareil photographique 33
    l'accommodation oculaire 39
    la fatigue et les crispations de l'œil 41

III **La décontraction générale organique** 45
    le balancement de l'éléphant 50
    le balancement du marin 53
    l'ensoleillement 54
    les effets de la respiration sur la vue 57
    le palming 59

IV **La décontraction générale mentale** 63
    quelques thèmes de révision 68
    la décontraction sur «révisions»
    schématiques 71

V **Le centrage et l'éclairement dans la vision** 81
    le centrage 84
    l'éclairement 85

VI	**La vision et l'évaluation des distances**	91
	qu'est-ce que la distance ?	94
	la conscience derrière l'œil	96
	exercices correcteurs de la myopie	97
	l'exploration de la pièce	99
	la bonne façon d'aller au cinéma	101
	les poteaux téléphoniques	102
	le calendrier	104
	les verres pour la myopie	106
VII	**Les troubles de la vision rapprochée**	109
	quelques conseils pour les yeux âgés	114
	comment lire entre et sur les lignes	116
	caractères lus et caractères pensés	119
	les lignes de la main	121
	les empreintes digitales	121
	les cure-dents	122
	la lecture aux deux échelles	123
	la révision des petits caractères	125
	les mille-et-un coups d'œil	127
VIII	**La conquête de l'endurance visuelle**	133
	le balayage des interlignes	135
	les méfaits du manque d'endurance visuelle	136
	la sélection des couleurs	136
	le balancement du couloir	138
	le balancement de l'horizon	139
	les yeux surmenés et l'insomnie	140
	quelques conseils pour la façon correcte de lire	142
IX	**Les troubles et l'amélioration de la sensibilité rétinienne**	145
	le regard chinois	148

	la palissade	148
	le point sur le pouce	149
	le titre de la revue	150
	progression des exercices	152
	les rétroviseurs	153
X	**Quelques bonnes habitudes à prendre en période de rééducation de la vue**	155
	le réveil des félins	157
	paupières et sourcils	158
	le cillement en ailes de papillon	159
	le massage des yeux	160
	dessiner avec le bout du nez	160
	avant de s'endormir	162
	autres tics bienfaisants à contracter au fil des jours	164
XI	**L'éducation familiale de la vue des bébés et des jeunes enfants**	167
	les premiers signes de déficience visuelle	170
	soins et exercices visuels	172
	le balancier de l'horloge	173
	l'éléphant dans le miroir	174
	le moulin à vent	174
	la façon de faire exécuter le palming	175
	les jeux de cartes pour enfants	177
	les yeux des enfants d'âge scolaire	180
	le jeu du calendrier	181
	la protection des yeux de l'enfant	183
XII	**L'indifférence aux couleurs**	185
	la couleur et les terminaisons nerveuses rétiniennes	187
	les principaux troubles	

de la vision des couleurs	189
quelques exercices pour accroître votre sensibilité aux couleurs	192
les couleurs et la décontraction mentale	193

XIII La décontraction et la surdité — 197

le mécanisme de la surdité	200
les fréquences élastiques nocives	201
l'amélioration de l'audition par la vue	204
comment prêter l'oreille	207

XIV L'art de voir les choses en face — 209

la sérénité du visage	213
le regard de travers	215
le regard obsédé	217
les images surexposées	219
le surmenage visuel et la nervosité mentale	221
le discernement visuel et mental	224

Conclusions — 229

Récapitulation des exercices contenus dans l'ouvrage — 233

Tableau n° 1	237
Tableau n° 2	239
Tableau n° 3	241
Tableau n° 4	243
Tableau n° 5	245

Psychologie Education

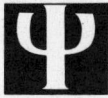

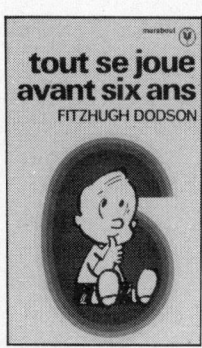
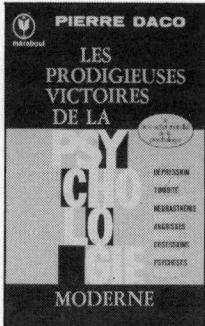
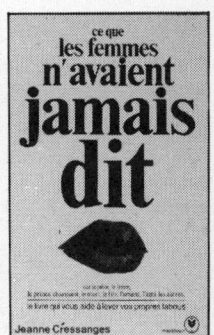

Psychologie / Psychanalyse

Marabout Service

Comprendre les femmes DACO P.	MS 250	[09]
Dictionnaire Marabout des rêves UYTTENHOVE L.	MS 539	[06]
Interprétation des rêves (L') DACO P.	MS 341	[07]
Prodigieuses victoires de la psychologie moderne DACO P.	MS 015	[09]
Sommeil et les rêves (Le) MONNERET S.	MS 455	[06]
Triomphes de la psychanalyse (Les) DACO P.	MS 029	[09]
Voies étonnantes de la nouvelle psychologie (Les) DACO P.	MS 480	[09]

M.U.

Dictionnaire de la psychanalyse RYCROFT C.	MU 374	[06]
Dictionnaire de psychologie VIREL A.	MU 336	[09]

Marabout Flash

Interprétation des rêves (L')	FL 012	[01]

Psychologie et personnalité

Marabout Service

Art de la négociation (L') DEPRE T.	MS 654	[04]
Bonheur en soi (Le) PELLETIER D.	MS 639	[04]
Ce que les femmes n'avaient jamais dit CRESSANGES J.	MS 693	[06]
Connaissez-vous par la forme de votre visage UYTTENHOVE L.	MS 525	[04]
Ecriture et personnalité JULIEN N.	MS 575	[04]
Etes-vous auditif ou visuel ? LAFONTAINE R.	MS 630	[06]
GM de la communication facile ADLER M. J.	MS 626	[06]
GM de la graphologie COBBAERT A.-M.	MS 337	[06]
Guide de la réussite (Le) CURCIO M.	MS 707	[06]
Se faire des amis SUZZARINI F.	MS 625	[06]
Sept secrets de la joie de vivre (Les) SUZZARINI F. & M.	MS 730	[N]
Soyez génial çà s'apprend SUZZARINI M. & F.- MAGENDIE O	MS696	[06]
Vaincre sa timidité SUZZARINI F.	MS 494	[04]

Marabout Flash

Comment vaincre sa timidité	FL 429	[01]
Volonté (La)	FL 063	[01]

Enfants

Guides Marabout

Quel compagnon pour votre enfant MARTIN B.	GM 011	[N]

Marabout Service

Adolescence réussie (L') DE CHABALIER C.	MS 720	[N]
Agressivité et violence chez l'enfant DOT O.	MS 614	[04]
Aidez votre enfant dans son travail scolaire GUIFFRAY R. & LAVAYSSIERE P.	MS 535	[06]
Aimer sans tout permettre DODSON F.	MS 432	[06]
Comment connaître son enfant Dr. RIDEAU A.	MS 438	[06]
Comment vaincre les échecs scolaires DOT O.	MS 576	[04]
Complexe d'Œdipe (Le) AZZOPARDI G.	MS 591	[04]
Comprendre ses parents et ses grands-parents RAPAILLE G.C.	MS 568	[06]

Du petit mensonge à la mythomanie DOT O.	MS 674	[04]
Elever notre enfant RATEL J., RICHARD J., SAGLIER P.	MS 435	[06]
Etre grands-parents aujourd'hui DODSON F.	MS 613	[06]
Frères et soeurs MARTIN B.	MS 596	[04]
J'apprends à lire avant 6 ans GAUQUELIN F. & MOERMAN A.	MS 437	[09]
Parents efficaces Dr. GORDON Th.	MS 436	[06]
Père et son enfant (Le) DODSON F.	MS 320	[07]
Pères et filles, le complexe d'Electre APPLETON W.S.	MS 577	[04]
Répondre aux enfants jusqu'à l'adolescence COTTI C.	MS 334	[05]
Tout se joue avant 6 ans DODSON F.	MS 225	[06]
Vaincre la dyslexie par la méthode Bordesoules	MS 500	[06]
Vos enfants et l'argent MARTIN B.	MS 662	[04]

Tests

Guides Marabout

15 tests pour connaître les autres GAUQUELIN M. & F.	GM 015	[N]

Marabout Service

Connaissance de soi par les tests (La) DEPRE T.	MS 637	[04]
Je te teste, tu me testes JULIEN N.	MS 694	[06]
Test Marabout des couleurs (Le) JULIEN N.	MS 631	[02]
Tests du bonheur (Les) (Vie sentimentale) DROUIN C.	MS 735	[N]
20 tests pour se connaître GAUQUELIN M. & F.	MS 236	[06]

Marabout Flash

Questionnaire animalier (Le)	FL 466	[01]
15 tests pour découvrir votre personnalité	FL 468	[01]
Tests (Les)	FL 076	[01]

Santé / Forme

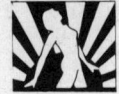

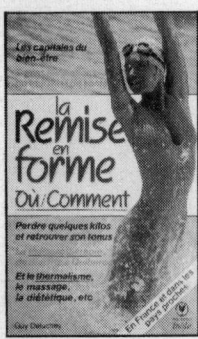
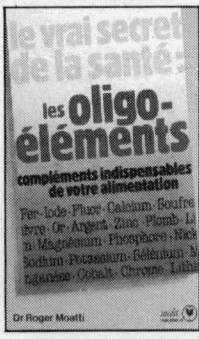
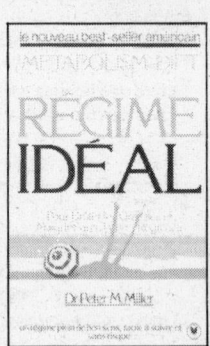

Guides Marabout

Calories compteur (Le) PREVOT F.	GM 013 [N]

Marabout Service

Acupuncture et psychanalyse Drs.HOURI CH. & HACHETTE J.C.	MS 516 [06]
Bio-eugénique prénatale homéopathique (La) JORDAN-DESGAIN J.	MS 600 [09]
Bonne croque (La) DR.ASTIER-DUMAS M.	MS 671 [06]
150 meilleures recettes pour diabétiques LESOURD C.	MS 726 [06]
100 plantes, 1000 usagess ROCHER Y.	MS 321 [09]
Choisissez vous-même le sexe de votre enfant Dr. LENOIS M.	MS 472 [04]
Comment vaincre la fatigue PEMBROOK L.	MS 632 [06]
Comment vivre sans tensions BOIREL R.	MS 454 [04]
Conscience du corps (La) FELDENKRAIS M.	MS 540 [06]
Dictionnaire Marabout de l'homéopathie HAUMONT C.	MS 348 [06]
Enceinte et en forme LABRO F.	MS 739 [N]
Energic dance BIRTSCHANSKY N.	MS 597 [04]
Etes-vous allergique ? Dr. GRIGORIEFF G.	MS 627 [06]
Etes-vous spasmophile ? Dr. RUBINSTEIN H.	MS 532 [04]
Exercices de hatha-yoga DIJKSTRA J.	MS 353 [06]
Fitness, le moral, la forme, la ligne SHIMER P.	MS 578 [06]
GM de la maternité GUIDEZ G.	MS 285 [06]
GM des médecines douces DELUCHEY G.	MS 708 [06]
GM des plantes médicaments DR. MOATTI R. & DELUCHEY G.	MS 676 [06]

GM des remèdes de grand-mère MILLANVOYE G.	MS 444 [04]
GM du yoga TONDRIAU J. & DEVONDEL J.	MS 079 [07]
Guide de la diététique Dr. PEETERS E.G.	MS 166 [09]
Guide de la remise en forme DELUCHEY G.	MS 729 [N]
Guide pratique de l'acupressing et des massages CZECHOROWSKI H.	MS 456 [04]
Gymnastiques correctives pour enfants CZECHOROWSKI K. & C.	MS 563 [02]
Hommes préférent les rondes (Les) Dr. DUKAN P.	MS 524 [04]
Kiai, guide pratique d'éveil et de relaxation MEYER A.L.	MS 440 [04]
Livre des bonnes herbes (Le) T.1 LIEUTAGHI P.	MS 323 [05]
Livre des bonnes herbes (Le) T.2 LIEUTAGHI P.	MS 324 [05]
Livre des extases (Le) ROSENFELD E.	MS 599 [06]
Maigrir autrement MESSEGUE A.	MS 579 [06]
Maigrir avec les hautes calories LECONTE M.	MS 723 [N]
Mal de dos, mal du siècle Dr. MAIGNE R.	MS 548 [06]
Manger pour gagner Dr. HAAS R.	MS 686 [N]
Mes trucs de beauté et santé FRONTY L.	MS 732 [N]
Mieux vivre l'arthrite Prof. BARNARD Ch.	MS 719 [04]
Mon enfant a de l'asthme Dr. SAAL B.	MS 728 [N]
Non au SIDA Dr. GRIGORIEFF G.	MS 715 [07]
Oligo-éléments (Les) Dr. MOATTI R.	MS 685 [04]
Pratiques chinoises de santé (Les) DE WESPIN D.	MS 421 [04]
Régime F comme fibres (Le) EYTON A.	MS 624 [04]
Régime idéal (Le) Dr. MILLER P.M.	MS 688 [06]
Réussir sa cinquantaine VAGOGNE A.	MS 706 [06]
Révolution du sommeil (La) FL UCHAIRE P.	MS 702 [07]
Savoir bien respirer ELLIOT M.F.	MS 493 [02]
Scarsdale, le régime médical infaillible Dr.TARNOWER H.& BAKER S.S.	MS 459 [06]
Se soigner autrement MESSEGUE M. & FARAUT J.L.	MS 640 [06]
Se soigner par l'homéopathie Dr. VAN WASSENHOVEN M.	MS 589 [06]
Soignez votre enfant par homéopathie Dr. BOURGARIT R.	MS 628 [06]
Superforme au jour le jour (La) DEBOURSE M.C. & BERARD L.	MS 635 [06]
Vaincre les diabètes FREMONT M.	MS 526 [04]
Yoga pour elle LONGUE E.	MS 399 [06]

Marabout Flash

Bonne cuisine pour diabétiques (La)	FL 419 [01]
Calculez votre biorythme	FL 447 [01]
Comment bien vivre sa ménopause	FL 432 [01]
Cuisine basses calories (La)	FL 310 [01]
Homéopathie (L')	FL 368 [01]
Infusions et tisanes	FL 446 [01]
Insomnies (Les)	FL 421 [01]
Maigrir sans larmes	FL 046 [01]
Médecines naturelles (Les)	FL 376 [01]
Règles d'or de la diététique (Les)	FL 481 [01]

Rhumatismes et névrites	FL 405	[01]
Vitamines naturelles (Les)	FL 371	[01]
Yoga psychosomatique (Le)	FL 422	[01]
Yoga (Le)	FL 107	[01]

Sexualité

Marabout Service

Choisissez votre contraception CLEMENT M.	MS 725	[04]
Clinique de l'harmonie sexuelle WYDEN P.& B.	MS 450	[06]
Guide pratique des aphrodisiaques Dr. LENOIS M.	MS 394	[04]
Homosexualité (L'), Questions et réponses MENARD G.	MS 458	[04]
Perspectives sexuelles (Les) MASTERS & JOHNSON	MS 520	[04]
Plaisir partagé (Le) GARY BISHOP H.	MS 328	[06]
Point G (Le) KAHN LADAS A.,WHIPPLE B,PERRY	MS 629	[04]
Points du plaisir sexuel (Les) TSAI SU-NU H.	MS 580	[06]
Secrets de la réussite sexuelle féminine (Les) Dr. EDOUARD R.	MS 523	[06]
Sexe, manuel pratique illustré (Le) GROUP DIAGRAM	MS 680	[09]
Sexualite du couple (La) Drs. MICHEL M. & DAVROU Y.	MS 451	[02]
Union par le plaisir (L') MASTERS & JOHNSON	MS 381	[06]

M.U.

Sexe dans l'histoire (Le) TANNAHILL R.	MU 397	[07]
Vie sexuelle de la femme (La) Dr. VELLAY P.	MU 200	[06]

Achevé d'imprimer
sur les presses de
SCORPION,
Verviers
pour le compte des
Editions Marabout
D. octobre 1986/0099/132
ISBN 2-501-00842-1